健康养生堂

轻松足疗
百病消

【孙呈祥◎主编】

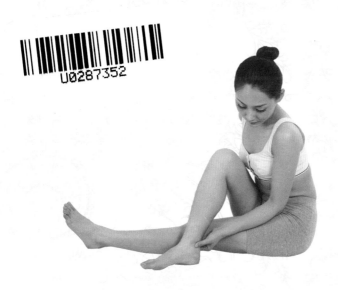

浙江出版联合集团

浙江科学技术出版社

图书在版编目（CIP）数据

轻松足疗百病消/孙呈祥主编.—杭州：浙江科学技术
出版社，2013.10
ISBN 978-7-5341-5614-4

Ⅰ.①轻… Ⅱ.①孙… Ⅲ.①足－按摩疗法（中医）
Ⅳ.①R244.1

中国版本图书馆CIP数据核字（2013）第151252号

轻松足疗百病消

健康养生堂

>>> 孙呈祥 主编

责任编辑：刘 丹 王 群		特约编辑：冷寒风	
责任校对：宋 东 王巧玲 李骁睿		特约美编：吴金周	
责任美编：金 晖		封面设计：刘潇然	
责任印务：徐忠雷		版式设计：李自茹	

出版发行　浙江科学技术出版社
　　　　　地址：杭州市体育场路347号
　　　　　邮政编码：310006
　　　　　联系电话：0571-85170300转61704

制　　作　日积图书（www.rzbook.com）
印　　刷　天津市光明印务有限公司
经　　销　全国各地新华书店
开　　本　710×1000　1/16
字　　数　300千字
印　　张　16
版　　次　2013年10月第1版
印　　次　2013年10月第1次印刷
书　　号　ISBN 978-7-5341-5614-4
定　　价　39.00元

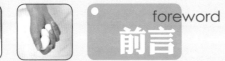

每天10分钟，幸福伴一生

常言道："树老根先老，人老脚先衰"，"看人老不老，先看走和跑"。可见，脚与人体衰老的密切关系。脚部是人体的"第二心脏"，是人体健康状况的晴雨表，能够准确地反映人体的健康和疾病状况。脚部天天按，健康时刻伴随你。

神奇的脚全息，探病、治病作用大

全身的各个器官都能在脚部找到相应的反射区。因此，刺激脚部相应的反射区，可以起到诊断和治疗疾病的目的。一旦脚部发生病变，就会影响全身的健康；同理，如果全身某一部位出现病变，必然会在双脚的相应区域反映出来。所以，经常按摩双脚，能够及时发现身体的重大病变！

安全、高效，无毒副作用

脚部按摩的最大好处就是安全有效，不会对身体产生副作用。只要坚持用双手按摩脚部的对应区域，持之以恒，就可将许多疾病"消灭"掉。人体的器官之所以会出现病变，大部分原因是器官被毒素所侵蚀，而排出毒素最有效的方法就是加速血液循环，让血液带动毒素通过人体的排泄器官排出。脚部按摩是加速血液循环最好的方法之一。

脚部按摩本身也许并不重要，重要的是我们应该具备日常保健常识与更多的自我保健意识。不要吝啬你的双手，更不要吝啬你的时间，要知道，每天坚持10分钟，保障你一生的幸福。

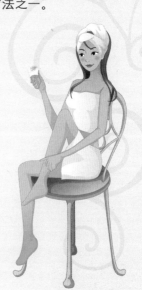

孙星祥

北京中医药大学东直门医院教授 主任医师

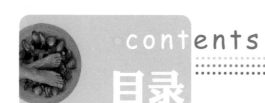

contents
目录

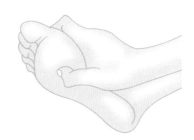

神奇的脚全息，探病、诊病大作用
养好脚，你必须知道的事
小小脚底反射区，养生祛病大功效

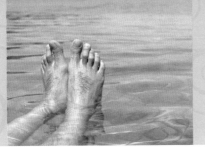

百病从脚养，
对症按摩有奇效

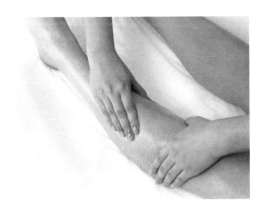

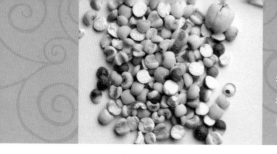

每天泡泡脚，健康直到老
每天按按脚，全身康健无烦恼
以脚诊病，健康预警早知道

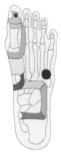

01 ▶▶

神奇的脚全息，

探病、诊病大作用

俗语说："树枯根先竭，人老脚先衰"，双脚是三阴之始、三阳之终，有几十个穴位，是身体各脏腑的反射区。脚步按摩可起到促进气血运行，温熙脏腑，增加人体抵抗力的作用。每天10分钟可全方位激活人体自身的防御系统，一分钱不花，就能保健自己、造福家人。

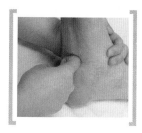

健康
始于脚下
● massage

俗语说，"人有脚，就好像树有根，树枯根先竭，人老脚先衰"；"脚为人之根，养脚如养人"。那么，这里的养脚指的是什么呢？其实就是脚部按摩。脚部按摩是对膝关节以下的穴位以及反射区进行有规律、有力度的抚摩、按压，通过刺激人体各器官与脚部连接的神经，来完成对器官的修复与保健的功能。临床上也经常用脚部按摩作为治疗疾病的重要辅助手段。从中我们可以看出，人体的健康与脚是密不可分的。

脚部保健由来已久 | massage

脚对人体的养生保健作用，很早就已经引起了古人的重视并对此进行了透彻的研究。于是"脚部按摩"便以其操作简便、见效快、无副作用的特点，盛行千载而不衰。早在两千多年前的春秋时代成书的中医经典著作《黄帝内经》中就明确记载了经络和穴位，其中包括脚部的20多个穴位，且在10多个篇章中描述了按摩的具体方法。东汉名医华佗创立的"五禽戏"中就包含有脚部导引术的内容。隋代高僧智顗在修持治病中也倡导"意守脚"与"观趾法"等，观趾法就是透过脚底的形态变化，提早了解身体健康的改变，进而通过特定的手法，疏通调节人体器官的末梢反射点，使器官的功能恢复正常，防止疾病的发生，并进而使病变的器官逐渐康复。其他如司马迁《史记》中的"俞跗用脚治病"，讲述了古代一位叫俞跗的医生通过观察人体脚部变化来诊治疾病的故事。由此可见，中医历来就非常重视脚部的保健与治疗。

脚部按摩神奇的治病保健功效 | massage

时至今日，脚部按摩已经作为一种劳动技能而被国家劳动和社会保障部承认，并形成了一个新的职业——脚部按摩师。那么脚部按摩到底是通过什么原理来促进健康的呢？它究竟有什么吸引人的特点呢？又会对人的身体产生什么样的功效呢？我们马上就可以知道答案！

首先，人的皮肤表层中埋藏着很多穴位，这些穴位密密麻麻地分布在人身上的每个角落，而脚部按摩就是通过对脚部穴位的按摩，刺激脚部反射区，使一些受损或者是发生病变的身体器官恢复正常的工作能力。

其次，脚部按摩的最大的好处就是安全有效，所谓的安全是指不会对身体产生一些不良的毒副作用。再加上脚部按摩本身并不需要很高的花费，且简单易学，只要双手坚持按摩脚部的对应区域，持之以恒，就可将很多疾病"消灭"掉，所以受到了很多人的青睐。

最后，针对脚部按摩作用于人体后所能产生的功效来说，主要是通过脚部按摩来促进血液循环，达到修复器官的目的。人体构造的特殊性决定了人身上的器官受到伤害之后，是可以通过按摩的途径来对自身的各个器官进行修复的。

而人体的器官之所以会出现异常，甚至发生病变，大部分原因就是人体的器官被毒素侵蚀，而如何将体内的毒素排除呢？最显著的方法就是加速血液的循环，让血液带动毒素通过排泄器官排除出去。虽然加速血液循环的方式很多，但也不是每种方式都能起到绝对好的效果，基于这样的原因，我们的祖先经过千百年探索，终于找到一种能够更好地自行"排毒"的方法，这种方法就是脚部按摩。

在这部分内容里，我们为你介绍了脚部按摩的历史以及发展过程，通过在医学科研项目中对脚部按摩的研究，把脚部按摩的特点以及所能发挥的功效系统地展现出来。你还会了解到人体经络与脚部的联系，为进一步了解脚部按摩起到了铺垫的作用。

常言道"千里之行，始于足下"，对于健康的追求，又何尝不是如此呢？随着现代社会竞争压力的日渐增强，脚部按摩技术的普及与传播就显得尤其重要。健康就是财富，让脚部按摩帮你把健康一点一滴地积累起来吧！

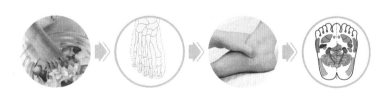

脚部按摩，流传千年的保健方

脚部按摩是一种传统的中医疗法，是通过对脚部进行药浴加按摩而达到治疗局部及全身疾病的一种治疗方法。脚部按摩可以全面疏通经络气血，充分调整人体各脏腑器官的功能，达到预防、诊断、治疗疾病和保健的效果。

脚部按摩是中国民间的通俗称谓，当今规范的说法为"脚部反射区健康法"。人体的双脚合起来就像人体的整体缩影，人体各脏腑器官在脚部均有其对应的反射区，运用药浴或各种按摩手法适当刺激这些反射区，调节病变组织器官的生理功能，使已退化或功能已丧失的组织器官恢复原有的生理功能，有病治病，无病强身。

脚部按摩的发展经历了一个漫长的历史过程。早在古代，当人们患有某种疾病后，发现脚部有痛觉敏感区，在有

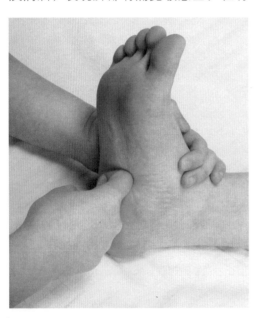

意或无意中，用手或其他器具触及这些部位，发现疼痛有所缓解。通过多次反复，人们发现了一些规律，后来经过不断总结，逐渐形成了摸脚诊病以及按摩脚部治病的方法。

古代中医经典著作《黄帝内经》就有很多有关脚与全身联系的概述，《素问·太阴阳明论》记载："阴气从脚上行至头，而下行循臂至指端；阳气从手上行至头，而下行至脚。" 即指出脚部和手是经气汇聚之处。《黄帝内经》还详尽介绍了经络和腧穴，其中包括许多脚上的穴位。这说明当时的中医已认识到脚部的许多敏感反应点与人体内脏器官存在着密切联系，并指出刺激这些反应点可以起到治疗疾病的作用。

东汉名医华佗十分重视脚部并专研脚诊疗法，指出"五禽戏"的主要功效在于"除疾兼利蹄足"和"逐客邪于关节"。

近年来，国内也开始重视传统的脚部保健疗法。脚部反射区疗法通过各种渠道传到全国各地。1990年4月，在北京举行了首次全国脚部反射区健康法研讨大会。1990年12月24日，中国卫生部批复同意成立"中国脚部反射区健康法研究会"。1993年6月，由中华预防医学会主办了"中国脚部健康法学术交流推广会"，并成立了中华预防医学会脚部健康法专业委员会。1993年7月，在北京召开了"93脚部反射区健康法全国研讨会"。近几年来，这种疗法已在全国范围内得到推广。

神奇的脚全息

　　脚是一个全息胚，它包含的反射区对应于全身各个器官，因此刺激脚部相应的反射区，可以起到诊断、治疗疾病的目的。一旦脚部发生病变，就会影响全身的健康；如果全身某一部位出现病变，必然会在双脚的相应区域准确无误地反映出来，即出现压痛感，或气泡、颗粒、条索、结节、小硬块等异常现象。如心脏反射区苍白凹陷，提示心肌缺血或冠状动脉功能不全。

　　中国著名生物学家张颖清教授创立了全息生物学，在生物科学史上占有极其重要的地位。生物全息理论认为，生物体由各个独立部分组成，这些组成部分的生物特性与生物整体相似。人体的许多局部组织器官，如脚、手、耳都可以像一面镜子那样准确反映出全身的生理状况和病理变化。若这些部位发生皮肤色变，或有压痛等异常状况，就表明相应的组织器官已发生生理或病理变化。每一个机体都是由若干个全息胚组成的。任何一个全息胚都是一个独立的功能和结构单位，在每个全息胚上都包含有全身遗传信息和生理信息。在病理条件下，全身的病理信息也相应地出现在相应的全息胚的对应点上。

　　从下图，我们可以清晰地看到人体全身各脏腑器官在脚部都有其相对应的反射区。脚部反射区分为4大部分，即脚底反射区至人体脏腑器官的解剖投影区域；

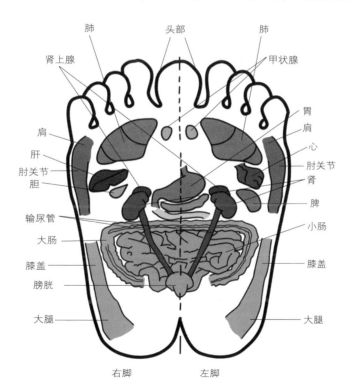

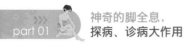

脚内侧反射区至人体脊椎及盆腔脏器的解剖投影区域；脚外侧反射区至人体肢体部分及盆腔脏器的解剖投影区域；脚背反射区至人体颜面部、躯体组织器官的解剖投影区域。

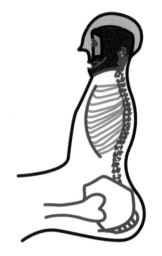

全息生物学说认为，在耳、手、脚等几个部位中，尤以脚的反应最为敏感和明显，因而双脚被视为人体的一个重要"全息元"。由于双脚反应特别灵敏，效应最为迅速，施术也比较方便，故脚部按摩疗法在国内外发展特别迅速，传播十分广泛。

人体各组织器官在其双脚部都有对应的反射区，各组织器官在双脚反射区的位置是按照人体各组织器官的实际位置上下、左右、前后非常精确地排列着。脚底的反射区排列，呈现出人体的全息示意图，双脚逐渐并拢，脚如同一个屈腿盘坐的人体，从而反映出人体各部的全息图。

脚部按摩保健治病的特点

脚部按摩疗法经过几千年的发展与完善，显示了其强大的生命力，成为独具特色、卓有成效的纯物理治疗手段。脚部按摩具有安全有效、无毒副作用、疗效迅速、治疗范围广、经济实惠、简便易学等特点。该疗法从中医学整体观念出发，结合现代医学研究成果，成为中医学中的精华，具有其独特的优势。

安全有效

脚部按摩不打针、不吃药、不开刀、无毒副作用，有病治病、无病强身，完全符合人们所追求的健康疗法，十分安全。长期的临床实践证明，安全有效是脚部按摩疗法的最大优点。由于没有任何毒副作用，所以脚部按摩疗法与其他疗法没有根本上的矛盾冲突，可以配合其他疗法综合使用。

疗效迅速

脚部按摩疗法建立在中医经络理论和生物全息学说的理论基础上，它的显著疗效已经被中外医疗界普遍公认。研究表明，由于人的双脚所处的特殊生理位置，人体未被代谢掉的尿酸晶体和其他毒素长期沉积在脚底，严重地影响着人体的血液循环，从而损伤相对应部位的脏腑功能和人体健康。脚部按摩可将这些"垃圾"沉积物通过泌尿系统、消化系统及皮肤汗腺排出体外，使体内的血液循环迅速恢复正常，病变器官可得到充分的营养而迅速恢复功能，从而迅速恢复身体健康。

治疗广泛

脚部按摩疗法立足于局部，调整整体，采用按摩刺激相关反射区，具有疏通经络及调整脏腑功能和运行气血的作用，治疗的适应证十分广泛，几乎涵盖了人体所有生理系统的各个脏腑器官，因而具有广阔的临床应用前景。脚部按摩疗法可以预防和治疗上百种疾病，如急性腰扭伤、腹泻等，往往只需按摩一次，就可手到病除。对于许多慢性疑难杂症，如高血压、糖尿病等，只要坚持按摩，也多有奇效。临床实践证明，脚部按摩疗法擅长治疗各类功能性、慢性病症，尤其是对神经系统引起的各种疾病，具有较好的临床疗效。

经济实惠

随着人们生活水平的提高及生命价值观念的增强，对医疗保健的经济实用性有了更高的要求。卫生资源的有限性和医疗保障制度的改革及医学的进步，要求医疗方法经济实惠、效果显著，能预防疾病，无病时强身健体。脚部按摩疗法完全符合这些要求。

脚部按摩不用打针吃药，不需复杂的医疗器械，也不受经济条件的限制，在许多缺医少药、医疗条件尚不完善的地方，人们可用双手、一些简单的日常生活用具或草药等就可以施术治病，十分方便、实用，无经济负担。在家庭内运用脚部按摩疗法，不需任何设备，不用任何药物，只需自己的一双手，就可以防病治病了。

简便易学

脚部按摩疗法不受时间、地点、环境、条件的影响，也不需器械和药物，身体部位出现不适后，随时进行按摩，甚至看书、看电视时脚踩鹅卵石就可以进行按摩，十分简便，大众易于接受。

脚部按摩简便易学、操作方便、容易掌握，适合社会各阶层人群学习和应用，非常容易普及和推广。脚部按摩疗法容易掌握，可谓"看得见，摸得着，用得上"。它的操作方法并不复杂，只需稍加指点，患者及其家属就不难学会并顺利实施。其技术关键，在于准确找到脚部的病理反射区。而人体各脏腑器官在脚部几乎都有其固定的反射区，它们极有规律地分布于脚底、脚两侧、脚背和小腿，稍加领会便可全部掌握，运用自如。既可请按摩医师实施，也能开展家庭自疗或自我保健，不失为一项适合全民普及推广、经济实惠的健康疗法。

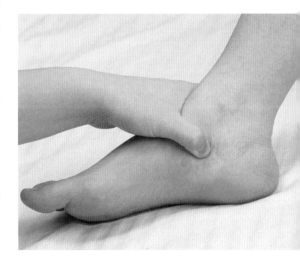

脚部按摩的神奇功效

脚部按摩可以改善血液循环、调节机体各脏腑组织器官的功能、增强人体的免疫力，同时还有消除疲劳，改善亚健康状态的功效。

改善血液循环

双脚处于人体最低的部位，离心脏最远，很容易出现末梢循环障碍，供血不足，静脉回流不畅，一些新陈代谢的废物可能在脚部沉积下来，产生一些毒素，侵犯各个关节和器官，引起关节炎和一些器官的病变。通过对脚部按摩刺激，使脚部的血液循环通畅，可将积存在脚部的代谢产物输送到肾脏处理后排出体外。

调节脏腑功能

对脚部反射区施加的刺激，通过神经反射作用，能调整其所对应的脏腑器官的功能，使功能紊乱的脏器转为正常。对脚部各腺体反射区施加的刺激，能有效地调节各内分泌腺的功能。由于内分泌腺所分泌的激素，通过血液循环能到达人体各个部位，因此可对全身产生广泛而持久的影响。

增强机体免疫力

研究证实，中枢神经系统对免疫具有调节作用。脚部按摩可以引起一系列的神经生理反应，活跃网状内皮细胞，提高细胞免疫和体液免疫功能，同时还可调节内分泌腺的激素分泌。尤其是对脾和各淋巴结等反射区的按摩，可增加血液中白细胞总数并提高吞噬细胞的活性，激活T淋巴细胞及B淋巴细胞的免疫功能。对脚部的脾脏反射区及淋巴系统反射区施加按摩刺激，可增强人体的免疫功能，对免疫功能低下或变态反应性疾病均有较好的疗效。

消除疲劳病痛

脚部按摩可以缓解疲劳及消除病痛，改善睡眠和食欲，保持大小便通畅，改善各种亚健康状态，使人精神焕发。在人体内存在多种能够攻击、氧化细胞膜，从而造成细胞功能损害的物质，其中最主要的叫做氧自由基，它与人体疾病、衰老和死亡均有直接参与的关系。人体中的氧自由基和羟自由基极不稳定，活性极高，对组织细胞具有很强的损害作用。它们的代谢产物会引起人体主要血管活性物质的比例失调，从而使细胞供氧不足、新陈代谢减慢、组织器官受损等。脚部按摩可以激活人体红细胞膜超氧化物歧化酶——SOD，从而清除血液中的氧自由基，以减少血浆过氧化脂质的形成，减少对细胞的损害，同时具有保健和抗衰老的作用。

脚部的解剖

了解脚部的结构，是找准脚部反射区的前提。

正常人体的脚部是由26块骨头组成的，可以分为跗骨、跖骨、趾骨。

❶ 跗骨：共7块，即距骨、跟骨、骰骨、脚舟骨及3块楔骨（内侧楔骨、中间

楔骨和外侧楔骨），主要构成脚跟和脚背的一部分。跗骨分为近侧、中间、远侧三部分。跟骨在后下方，其后端隆突为跟骨结节。距骨在跟骨的上方，跟骨的前方接骰骨，距骨前方接脚舟骨，脚舟骨的前方为3块楔骨。

❷ 跖骨为5块，从内侧向外侧依次称为第1～5跖骨。每块跖骨也可分为底、体和头三部分。第1～3跖骨底与楔骨相关联，第4、5跖骨底与骰骨相关联。跖骨头与趾骨相关联。

❸ 趾骨共有14块，比指骨短小，姆趾为2节，其余各趾均为3节。

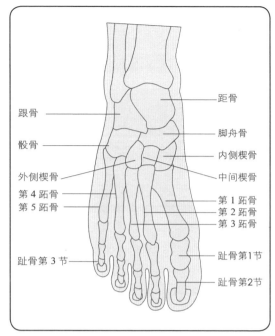

跟骨
骰骨
外侧楔骨
第4跖骨
第5跖骨
趾骨第3节

距骨
脚舟骨
内侧楔骨
中间楔骨
第1跖骨
第2跖骨
第3跖骨
趾骨第1节
趾骨第2节

▶经络系统与双脚的联系

中医学认为，脚与内脏之间是依靠经络沟通的，经络是运行气血的通道。若经络不通，气血循行受阻，则百病丛生。足三阴经和足三阳经脉，阴跷脉、阳跷脉和阳维脉均循行经过脚部。因此每只脚上都分布着大量的经穴与奇穴。由于这些经络联系了脏腑及全身重要组织器官，因此在脚部按摩时按摩这些穴位可以治疗许多脏腑器官的疾病。

在人体的12条正经中，有6条到达脚部，脚部76个穴位的功效大多与脚部反射区的位置相一致。中医学认为，五脏六腑的病变，可以通过经络将病灶反映到人体体表穴位或脚部反射区上；采用脚部按摩，可以疏通经气，消除病灶，恢复和调节患者脏腑经络气血的正常功能，从而达到祛病健身的效果。

▤ 什么是经络

经络学说是研究人体经络的生理功能、病理变化及其与脏腑相互关系的学说。经络是经脉与络脉的总称。经脉是主干，大多循环于深部，有一定的循环路径；络脉是分支，循行于较浅的部位，纵横交错，网络全身，把人体所有的脏腑、器官、孔窍及皮肤、筋肉等组织连成一个统一的整体。经络的主要生理功能是沟通上下表里，联系脏腑肢节；通行气血，濡养脏腑组织；感应传导及调节人体各部分功能。

▤ 经络的组成

经络系统是由经脉与络脉相互联系，彼此衔接而构成的体系。

经脉可分为正经和奇经两类。正经有12条，即手三阴经和手三阳经、足三

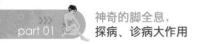
阴经和足三阳经，合称手足十二经，是气血运行的主要通道。奇经有8条，即任脉、督脉、冲脉、带脉、阴跷脉、阳跷脉、阴维脉、阳维脉，合称奇经八脉，有统率、联络和调节手足十二经的作用。此外还有十二经别，它是从十二经脉别生的经脉，能沟通脏腑，加强表里经的联系。

　　络脉是经脉的分支，有别络、浮络、孙络之分。别络是较大的和主要的经脉分支。手足十二经和任脉、督脉各有一支别络，再加上脾之大络，合称为十五别络，起到沟通表里和渗灌气血的作用；浮络是循行于人体浅表部位而常浮现的络脉；孙络是最细小的分支。

十四经脉

　　十四经脉为十二经脉与任脉、督脉的总称。十二经脉是经络系统中的主要组成部分，它们的特点是：各条经脉的分布部位都有一定的规律，每条经脉都有内属脏腑与外络肢节两部分，每条经脉隶属于一个内脏，在脏与腑之间有表(腑)里(脏)相互属、络关系；每条经脉在经气发生病理变化时都有其特殊的症状表现；各条经脉在体表相应处都有腧穴的分布等。各经脉对于维持人体生命活动、调整机体虚实、治疗疾病等方面都有重要的意义。

十四经脉循行表			
手三阴经	从胸走向手	手太阴肺经	循行于上肢内侧前缘
		手厥阴心包经	循行于上肢内侧中间
		手少阴心经	循行于上肢内侧后缘
手三阳经	从手走向头	手阳明大肠经	循行于上肢外侧前缘
		手少阳三焦经	循行于上肢外侧中间
		手太阳小肠经	循行于上肢外侧后缘
足三阳经	从头走向脚	足阳明胃经	循行于下肢外侧前缘
		足少阳胆经	循行于下肢外侧中间
		足太阳膀胱经	循行于下肢外侧后缘
足三阴经	从脚走向腹	足太阴脾经	循行于下肢内侧前缘
		足厥阴肝经	循行于下肢内侧中间
		足少阴肾经	循行于下肢内侧后缘
任脉	从会阴穴到承浆穴止		循行于人体前正中线腹胸
督脉	从长强穴到龈交穴止		循行于人体后正中线腰背

02 ▸▸▸
养好脚，
你必须知道的事

　　脚部按摩本身也许并不重要，重要的是我们应该具备的日常保健常识与更多的自我保健意识。

　　不要吝啬你的双手，更不要吝啬你的时间，要知道，每天5分钟，也许就会成就你一生的幸福。

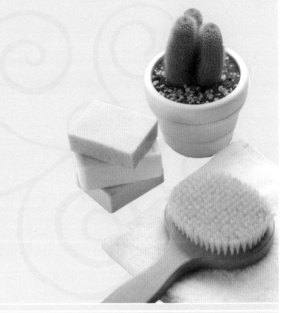

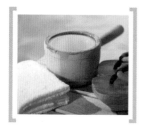

轻松按脚，
注意事项要牢记
● massage

在 大部分人的眼中，脚部按摩可能只是一种休闲保健类的健身项目，但却不知道其实脚部按摩也是医疗治疗方式的一种。而且脚部按摩和其他任何治疗方式一样，也是有需要注意的事项的。现在，就让我们简单地了解一下吧。

按 脚 前 的 注意事项 | massage

我们知道，虽然人类自身的器官构造结构相同，各个人体内器官所能发挥的功能也一样，但是，由于每个人的身体状况存在差异性，所以当人们的生理器官接收到外界的环境变化，比如饮食跟运动这些能够影响并刺激我们生理器官的因素时，人体器官所做出的反应会有强有弱；再比如对于某种营养的摄取，有的人可以吸收，有的人就会产生排斥。排斥的现象，就是我们所谓的"过敏反应"。

那么，在脚部按摩过程中是否也存在"过敏反应"的可能性呢？答案是肯定的。脚部按摩中也会存在着不适应的人群。比如有咯血、吐血、便血、脑出血、胃出血、子宫出血及其他内脏出血等症状的人群就不适合做脚部按摩，因为在进行脚底按摩时，可能会导致局部组织内出血，加重病情。此外，患有部分皮肤病的人群也不适合进行脚部按摩，因为脚部按摩的效果主要是打通人体血脉，使人摆脱精气不足的状态，而皮肤病患者多数是因为血热引起的，通过脚部按摩打通血脉的同时也令血液加速了运动，所以可能会导致部分皮肤病患者的病情恶化。

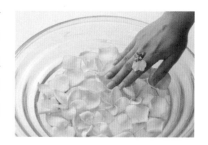

按 脚 中 的 注意事项 | massage

在整个脚部按摩过程中，除了要弄清自己的身体状况是否适合进行脚部按摩外，我们还要知道更多在脚部按摩过程中必须注意的事项，不要小看了那些微小的细节，医学就是科学，是必须严谨对待的。例如，当我们按摩了某个部位后，这个部位上的穴位或反射区必然会给出一定的反应，那么，这个反应到底应该是什么样的呢？是该疼痛还是该酥麻呢？是不是疼痛就意味着按摩的地方不对呢？是不是在疼痛后我们就该停止了呢？而且，如果在做脚部按摩的过程中感觉自己操作不当，又该如何找到错误的原因并加以改正呢？这些都是脚部按摩过程中的常见问题。别担心，这些问题的答案都可以在这一部分内容里找到。

脚浴中的注意事项 | massage

　　除了在进行脚部按摩时需要注意的一些问题外，我们还需要知道脚浴过程中的相关事项。在脚浴过程中，水的温度及所配合的药物取量，以及双脚在水中浸泡的时间，这些都是需要掌握和注意的。在进行脚浴的过程中，通常老年人都不宜时间过长，因为双脚在热水中浸泡时血液会加速循环，而长时间的血液加速流动，会导致老年人因亢奋而精力透支，最终可能导致昏迷。

按摩后的注意事项 | massage

　　当我们按照正确的方式、方法完成了一次脚部理疗后，就有可能出现一些类似于肌肉酸痛以及食物摄取量的改变等情况。对于这些情况，我们大可不必过于担心，因为这些大都是器官在修复后进行自我调整的表现。但同时也要注意，如果反应过大或者出现异常反应，就有可能标志着对应的器官受到了一定程度的损失或者病变。

　　因此，我们将日常脚部按摩保健过程中所能涉及的一系列注意事项，进行了整体、全面、逐一的讲解，细致入微地将脚部按摩的适应证、脚部按摩时间及顺序把握、手法上的具体要求及所需要器械的名称、形状、使用方法等，都一一做了介绍。脚部按摩虽然不可能包治百病，但肯定会让你的健康多一点！

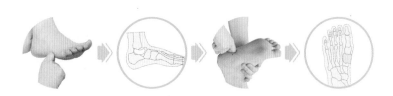

适应证

脚部按摩适应证非常广泛，无论急慢性疾病，应用脚部按摩或脚部药浴都能收到良好的治疗效果。

脚部按摩广泛适用于内科、儿科、妇科、骨伤科、外科、皮肤科、眼科与耳鼻喉科等各科内外诸多疾病，而且见效快、疗效好。脚部按摩在临床上既可以治疗一些急性疾病，有些是一次治愈，有些疾病则治疗几次即可痊愈，如胃肠道痉挛、心绞痛、咽喉痛、上呼吸道感染、痛经等疾病；也可以治疗一些慢性疾病，如慢性胃炎、消化不良、高血压、眩晕、失眠、腰腿痛等病。这些疾病，只要坚持治疗，就会收到良好的治疗效果。

禁忌人群

脚部按摩的好处固然很多，但有些人群不适合做脚部按摩。

❶ 吐血、呕血、便血、脑出血、胃出血、子宫出血、内脏出血等患者，如

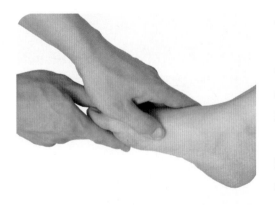

进行脚部按摩，会因血液循环加快而可能引起更大的出血。

❷ 妇女妊娠期间，进行脚部按摩会引起子宫出血过多，也可能会影响胎儿的健康，因此妊娠期应禁用。妇女月经过多者应慎用，以免出血过多。

❸ 严重的心、肝、肺部疾病，急性心肌梗死病情不稳定者和严重肾衰竭、心力衰竭以及肝坏死等严重疾病患者。

❹ 一切危急重疾病如急性腹膜炎、宫外孕等；某些传染性疾病，如流脑、乙脑急性期等。

❺ 对患有活动性结核性疾病，如肺结核活动期及梅毒、脑血管病的昏迷期，以及长时间服用激素和极度疲劳者。

注意事项

为了提高疗效并减少做脚部按摩的不适反应，要注意以下事项：

❶ 按摩师在治疗前要将指甲剪短，以防在治疗中刺伤皮肤。用肥皂将双手和患者的双脚洗净。在按摩的反射区内均匀地涂上按摩乳或凡士林油，起润滑皮肤、防止擦伤的作用。

❷ 按摩时被按摩者应先用热水洗脚后全身放松，情绪稳定，仰卧床上；按摩师取坐势，在膝盖上置毛巾，将患者的脚放置在自己的膝盖上。

❸ 按摩每个穴位前都应测定一下病理反射区的反射疼点。按摩师可用自制检查棒，尖端如圆珠笔尖端即可。用此尖端轻扎，探测一下病理反射区，如患

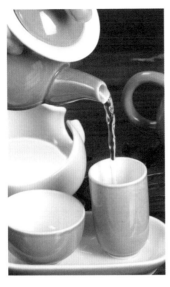

者有扎刺样疼感，即是病理穴点，即可在此着力按摩。

4 老年人骨质脆而易碎，关节僵硬，小孩皮薄肉嫩，按摩时应以轻手法为主，可用指腹施力，不可用力过度，以免损伤皮肉筋骨。

5 如是慢性病，在脚部按摩期间，切忌盲目停服药物。患有其他病症时同样应该按照医师处方服药，绝对不能私自停药。在系统进行正规治疗的同时进行脚部按摩，待病情好转后再逐渐减少药量。

6 心脏病、糖尿病、肾脏病患者按摩时间每次不宜超过15分钟，有严重疾病者，应以系统的正规治疗为主，可选择本方法配合治疗。

7 按摩后半小时内宜喝温开水500毫升，有严重肾脏病及心力衰竭、浮肿患者，喝水不宜超过150毫升。

8 饭后1小时内不宜按摩，以免对胃产生不良刺激。在情绪冲动、精神紧张和身体疲劳时均不宜进行，需待情绪稳定，体质正常时再做。

9 对一些疑难疾病或长期服药的患者，接受脚部按摩效果较慢，需持之以恒，方能见效。

▶ 准备与体位

家庭脚部按摩不像在脚部按摩店，在家做脚部按摩一切要自己动手，脚部按摩前适当准备和了解体位是必需的。

● **脚部按摩前的准备工作**

清洗双脚，趾甲过长应适当修剪，防止在治疗的过程中造成损伤。铺好治疗巾，在脚上罩上塑料袋，可以防止皮肤的交叉感染。

● **体位**

可以取卧位或坐位。一般是被按摩者平躺在治疗床上接受治疗，有利于精

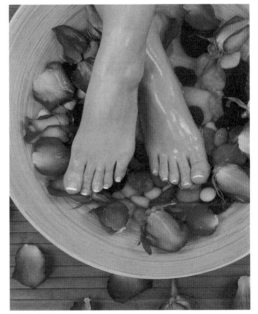

神放松。按摩者在按摩过程中要注意观察被按摩者的反应，对疼痛是否耐受，有无出汗及虚脱情况。发现异常情况应及时处理。

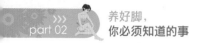
▶按摩顺序

按摩顺序不对往往会影响其他器官的功能失常，如果次序不当，则引起功能失常。所以在脚部按摩时，应注意顺序，尤其是对脚部反射区的按摩更需注意，以使使身体各器官保持最佳的协调状态。

一般疾病的治疗和保健，应该按下列顺序进行：首先采取全脚按摩。一般先从左脚开始，肾、输尿管、膀胱三个反射区按摩三遍，再按脚底、脚内侧、外侧、脚背的顺序进行，结束时再将肾、输尿管、膀胱三个反射区按摩三遍；然后再按上述顺序按摩右脚；最后是对症按摩。在按摩时，关键是要找到敏感点，这样不需要用多大力气，被按摩处就会有酸、麻、胀、痛感，疗效自然提高。如果处于紧急状况，需要立即缓解的，如偏头痛、牙痛、关节扭伤等，可直接按摩相对应的反射区。

▶如何选取反射区

不同的病症要选用不同的脚部反射区，并制定不同的脚部治疗方案。

病理反射区的分类具体如下：

● 基本反射区

肾、输尿管和膀胱这三个反射区，称之为"基本反射区"，是脚部按摩中极其重要的区域，可以增强排泄功能，将有害物质排出体外。因此，每次按摩开始和结束时都要连续按摩这三个反射区。

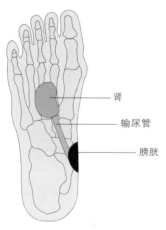

肾

输尿管

膀胱

● 对症反射区

指主要病症相对应的反射区。如睾丸疾病选择睾丸反射区；鼻炎选用鼻反射区；上呼吸道感染选用肺和支气管反射区；前列腺增生选用前列腺反射区；胆囊炎选用胆和肝反射区等。

● 辅助反射区

为关联反射区，是与病因有关的病理反射区。

如肺部疾病除已选取的反射区外，还应增加鼻、咽喉、扁桃体、大肠等反射区。各种炎症，应选取肺、脾、淋巴腺(依患病部位而选取)、肾上腺、甲状旁腺、扁桃体等反射区来配合。

总之，对不同的病症不能用一个不变的方案进行治疗，应该具体问题具体分析。

时间与疗程

按摩的时间

根据病情和具体情况选择合适的按摩的时间，有利于提高脚部按摩的治疗效果。

对于按摩的时间，根据病情和具体情况选择，其目的在于使患者达到最佳的治疗效果。下面是一些具体要求：

① 每次按摩的总时间，一般在半小时左右。如病情复杂或病症较重，可适当延长时间。按摩时间太短，则达不到治疗效果。但如时间过长，则易引起疲劳，可见适宜的按摩时间十分重要。

② 对于具体每个反射区的按摩时间，主要根据病症反射区的变化而调整。一般情况下，肾、输尿管、膀胱反射区各按摩2～3分钟，头颈部反射区大约按摩3分钟，其他反射区大约按摩2分钟。有些反射区，如肝、肺反射区按摩时间不宜过长。主要病症反射区按摩时间长一些，按摩约5分钟，保证足够的治疗量。

③ 最佳治疗时间，应选择睡前半小时内。

④ 每日按摩的次数，如条件允许，2次或3次为佳。

按摩疗程

第一疗程，每天按摩2次，7天为1疗程；第二疗程，每天按摩1次，14天为1疗程；第三疗程，隔日按摩1次，20天为1疗程。1～3个疗程见效，如慢性疾病，则需延长疗程。

手法要求

治疗时受术者要采取合适的体位，施术者在手法、用力及节奏上也有严格的要求。

选取正确的姿势

受术者取仰卧位，全身尽量放松。被按摩的脚可放在施术者的膝盖上或方凳上或床边，以便能随时屈曲腿部或翻动脚掌，使施术者能看清及找到脚部的反射区。施术者要取舒适的坐姿，按摩时的体位应能自由转动，身体不要歪斜，以免引起腰部劳累酸痛。要正确运用按摩手法，防止手指受伤。

用力均匀适宜

按摩时手法应轻重适宜。开始用力宜轻，中间逐渐加重，然后再轻按。按摩过程中力度加大时，患者病理反射区会有疼痛感，这种痛感是按摩效应，力度以患者能忍受为佳。按摩力度的合适与否是能否取得疗效的重要因素。力度过大，则患者无法忍受；力度过小则效果不佳，所以力度要大小适度、均匀。运用的力度以按摩处有酸、麻、胀、痛感，即"得气"为原则。另一方面按摩力度要渐渐渗入，缓缓抬起，有一定的节奏，不可忽快忽慢、时轻时重。快节奏的按摩一般适用于急、重症。

要有节奏

动作要有节奏，使被按摩的反射区受到有规律的刺激。而且施术者有节奏地用力与放松，也不容易感到疲劳。

常用手法

以下是治疗手法，要认真、不断地学习和不断地练习，只有掌握了这些基本手法，才能取得良好的治疗效果。

● 单食指扣拳法

操作者一手持被按摩者的脚，另一只手半握拳，中指、无名指、小指屈曲，以食指中节近侧第一指间关节背侧为施力点，定点顶压。

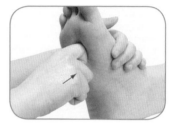

单食指扣拳法

● 双指钳法

按摩者的无名指、小指屈曲紧扣于手掌心，中指微微弯曲后插入被按摩者脚趾之间作为衬托，食指第一指关节屈曲90°，第二指关节靠近中指侧面放于准备按摩的反射区上，拇指指腹紧紧按在食指第二指关节的拇指侧，借拇指指关节的屈伸动作按压食指第二指关节刺激反应区。

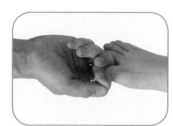

双指钳法

● 拇指指腹按压法

操作者用拇指指腹为着力点进行按压。

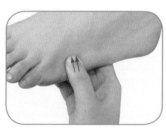

拇指指腹按压法

● 单食指勾掌法

操作者的中指、无名指、小指的第一、二指关节屈曲成90°紧扣于掌心，食指第一指关节屈曲，第二指关节屈曲成45°，食指末节指腹指向掌心，拇指指关节微微屈曲，虎口张大，形成与食指对峙的架势，形似镰刀状。以食指第一指关节屈曲90°后顶点的拇指侧为发力点。

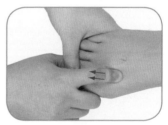

单食指勾掌法

● 双拇指指腹推压法

操作者用双手拇指指腹同时用力按压。

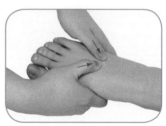

双拇指指腹按压法

● 拇指推掌法

操作者的食指、中指、无名指、小指的第一、二指关节微微屈曲，拇指指腹与其他四指相对，虎口张大。以拇指指腹为发力点推按。

● 双食指刮压法

操作者双手食指弯曲，用双手食指侧缘同时施力刮压。

● 双指扣拳法

操作者一手持脚，另一只手半握拳，食指、中指弯曲，以食指、中指的第一指间关节顶点施力按摩。

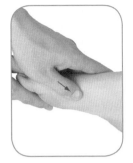 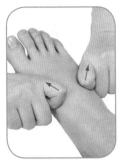

▲ 拇指推掌法　　　　▲ 双食指刮压法

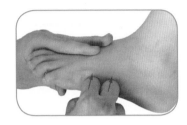

◀ 双指扣拳法

常用工具

在脚部按摩中，操作者如果没有经过专业训练，单纯用手指按摩，手指很快就会疲劳、酸软，达不到按摩力度，影响按摩疗效。因此，最好配置一些按摩工具。

● 按摩锤

形状如同传统的锤子，质地分金属和硬木两种。锤头一端为圆锥体，另一端为圆柱面，锤头可以用橡胶垫包裹。按摩锤可以进行快节奏的叩击、擦法、推法等手法，可以施术于脚部的大部分穴位和反射区，使用时注意调整好力度和频率。

● 按摩板

为椭圆形板状器具，可以代替手部压揉法。

● 按摩棒

自制按摩棒。

选一硬木，两头均磨成圆球形，用细砂纸打磨光滑即可使用。

● 艾条

用艾条熏灸脚部反射区及穴位。将点燃的艾条靠近脚部相应部位，待有灼热感时即可以离开，可以重复操作5～6次。

● 按摩膏

按摩膏有油性和乳剂两种类型。油性按摩膏适合冬季使用，因为冬季人体皮肤较干燥，油性按摩膏有防止皲裂、滋润皮肤的作用；乳剂按摩膏适合春、夏、秋季。

▶按摩反射区操作顺序

● 按摩顺序

从左脚开始，按脚底→脚内侧→脚外侧→脚背顺序按摩，然后按以上顺序按摩右脚反射区。

● 具体顺序

左脚：肾上腺→肾→输尿管→膀胱→额窦(右侧) →垂体→小脑及脑干（右侧）→三叉神经(右侧) →鼻(右侧) →头部(大脑)(右侧) →颈项(右侧) →颈椎→甲状旁腺→甲状腺→眼(右侧) →耳(右侧) →斜方肌→肺及支气管→心→脾→胃→胰→十二指肠→小肠→横结肠→降结肠→乙状结肠及直肠→肛门→腹腔神经丛→生殖腺→胸椎→腰椎→骶骨→尾骨内侧→前列腺或子宫→尿道及阴道→内侧髋关节→直肠及肛门→腹股沟→内侧坐骨神经→尾骨外侧→生殖腺→外侧髋关节→下腹部→外侧坐骨神经→膝→肘→肩→肩胛骨→上颌→下颌→扁桃体→喉、气管及食管→胸部淋巴腺→内耳迷路→胸→横膈膜→肋骨→上身淋巴结→下身淋巴结→肾→输尿管→膀胱。

右脚：肾上腺→肾→输尿管→膀胱→额窦(左侧)→垂体→小脑及脑干(左侧)→三叉神经(左侧) →鼻(左侧) →头部(大脑)(左侧) →颈项(左侧) →颈椎→甲状旁腺→甲状腺→眼(左侧) →耳(左侧) →斜方肌→肺及支气管→胃→胰→十二指肠→小肠→肝→胆囊→盲肠(阑尾)→回盲瓣→升结肠→横结肠→腹腔神经丛→生殖腺→胸椎→腰椎→骶骨→尾骨内侧→前列腺或子宫→尿道及阴道→内侧髋关节→直肠及肛门→腹股沟→内侧坐骨神经→尾骨外侧→生殖腺→外侧髋关节→下腹部→外侧坐骨神经→膝→肘→肩→肩胛骨→上颌→下颌→扁桃体→喉、气管及食管→胸部淋巴腺→内耳迷路→胸→横膈膜→肋骨→上身淋巴结→下身淋巴结→肾→输尿管→膀胱。

大致按照基本反射区→对症反射区→辅助反射区→其他反射区的顺序进行。

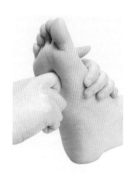 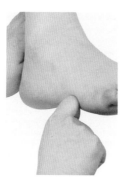 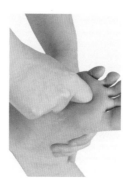 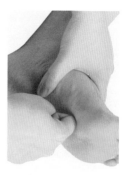

基本反射区 ⟶　　　对症反射区 ⟶　　　辅助反射区 ⟶　　　其他反射区 ⟶

▶药浴

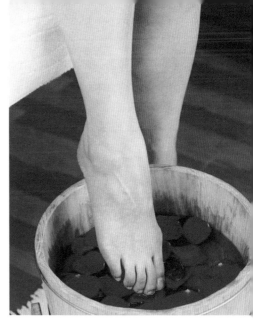

中药泡脚是利用内病外治的原理，将中草药的有效成分通过水煮使之溶入水中，然后浸洗双脚以达到保健目的的方法。

● 脚部药浴法的好处

脚部药物外治法可分为外用药疗法和药物理疗法两大类。外用药疗法是将药物加工成不同的剂型，外贴于脚部；药物理疗法是将药物经过燃烧、煎煮等方法加热后，产生温热作用，对脚部进行熏、洗、烘等。

在脚部药物理疗法中，常用的是脚部熏蒸法和脚部洗浴法，两者合称为脚部熏浴法。熏蒸法又称蒸汽疗法或中药蒸汽浴，它是利用药液加热蒸发的气体进行治疗的方法；洗浴法又称浸洗法，它是用热水或把药物煎汤，浸洗双脚以达到保健目的的方法。热水浸泡双脚，具有促进气血运行、温煦脏腑、通经活络的作用，从而起到调节内脏器官功能，促进全身血液循环，促使毛细血管通畅，改善全身组织的营养状况，加强机体新陈代谢的作用，使人体感到轻松愉快，对身体健康带来莫大裨益。一千多年前中国古代医学家孙思邈就已经提出"脚下暖"的见解。民谚曰："春天洗脚，升阳固脱；夏天洗脚，祛湿除暑；秋天洗脚，润肺濡肠；冬天洗脚，丹田温灼。"

● 脚部药浴法的操作方法

1 泡脚水的温度

泡脚水的温度应有所控制，一般应在38～40℃之间为宜。通常应从38℃开始，逐渐增至40℃。当然，温度还要依据不同的个体和泡脚时间长短来定。

2 泡脚器具的选择

泡脚用的容器以木制盆为好。因为木制盆散热较慢，有利于保温。泡脚盆的高度最好超过20厘米高(没过踝关节)，宽度以能容纳双脚即可。假如泡脚盆太矮，热水浸泡的位置就低，浸泡到的下肢皮肤面积相对较少，因此，泡脚的效果就要差些。

3 泡脚的时间

每次泡脚的时间一般以30～45分钟为宜，用于强身保健每次可在30分钟左右，用于治疗每次可在45分钟左右，一些慢性病如高血压、失眠、寒性痛经等病症，一般需泡脚45分钟左右方能收效明显，并需与熏蒸相结合。

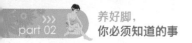
脚部按摩后的正常反应

　　脚部治疗后可能会有一些不适或其他一些特殊反应，这些或许就是正常反应，一般过一段时间就会自动消除或停止治疗后就会缓解的，大可不必紧张。

● 睡眠增加

　　患者感到治疗过程中非常困倦，总想睡觉，夜里睡眠加深。此种反应表示患者机体的生理功能正在进行自我调整，正处在一种"保护性抑制"状态中。

● 出汗增加

　　出汗增加有利于体内毒素和代谢产物的排出。脚部出汗增加则说明脚部的血液循环大为改善，可增强脚部穴位对刺激的敏感性，提高治疗效果。

● 排尿增多

　　脚部按摩治疗中，患者排尿增多，并有奇臭，如将尿液放置一段时间后会出现明显的沉淀物，说明体内毒素和瘀积物被排出体外。

● 大便次数增加

　　脚部按摩后，患者大便次数和量明显增加，臭味也增加，排气增加甚至治疗时就有排气，说明治疗后患者的肠蠕动加强，对于消除腑气不畅所引起的病症大有帮助。

● 脚踝肿胀

　　特别是那些患有淋巴阻塞的患者尤为明显。但随着病情好转肿胀会自然消失。初次施行脚部按摩后，第二次按摩该反射区一碰就疼，这不要紧，只要忍耐一下，经过几次脚部按摩后就会消失。

● 症状加重

　　如关节炎、坐骨神经痛、腰背痛等，脚部按摩后疼痛加剧，但3～4天后疼痛就会缓解。脚部按摩后，可将体内潜在的病情引发出来，病痛的程度和持续时间常与所患病症轻重相关，数日后可自动消退。

　　另外，还会出现脚部创口渗血、发热、小便黄、背痛、鼻腔、咽喉、气管分泌物及妇女白带增多等现象，这些反应都是正常的，说明治疗后机体免疫力及代谢功能加强，血流通畅。因此不必担心，短期内上述反应即可消失，仍可继续按摩。但如上述现象持续不退，则应暂时停止施术，请医生检查，诊断出原因后再施治。

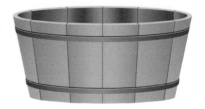

part 03

小小脚底反射区，
养生祛病大功效

双脚合拢，就像整个人体的缩影，所有脏腑功能的变化都能从脚部反映出来，不能不令人称叹。

脚底神秘的反射区暗含着生命的健康密码，揭开它，我们就能挖掘出健康的宝藏。

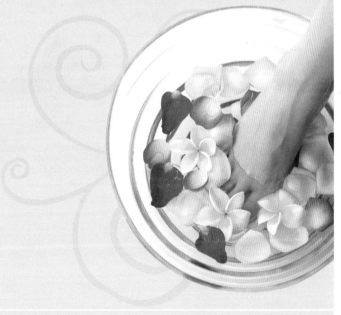

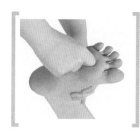

脚部反射区的 神奇功效

● massage

我们已对脚部按摩过程中应该注意的事项以及按摩手法等的基本要求有了全面的掌握，我们要了解脚部反射区的4大部分，即：脚底反射区——人体脏腑器官的解剖投影区域；脚内侧反射区——人体脊椎及盆腔脏器的解剖投影区域；脚外侧反射区——人体肢体部分及盆腔脏器的解剖投影区域；脚背反射区——人体颜面部、躯体组织器官的解剖投影区域。那么，如何找到脚部的反射区？按摩这些反射区又能起到什么作用呢？在本部分内容中，这些问题的答案都将一一揭晓。

神秘的脚部反射区 | massage

　　脚部反射区是指人体的脏腑组织器官在人体双脚部所对应的解剖部位，或者说是对应的反射区。如果将双脚并排放在一起，恰像人体的整体缩影，人体各脏腑组织在脚部的反射区就像一个蹲坐的人体，所以医学上称"脚是人体的第二心脏"。

　　人体的内脏与人一样，若是长期休息就会懒惰，就有可能为健康埋下巨大的隐患；同样，如果过度使用，也会像人自身一样因体力透支而精神萎靡，工作效率降低。通过对脚部反射区的按摩，可以令疲惫或怠钝的内脏恢复工作能力。而"人体反射区健康法"，更是能让这些怠钝或已经被耗损的内脏器官得到全面的修复。

脚部反射区按摩的作用原理 | massage

那么，脚部反射区是如何作用于人体的呢？

因为人的身体能自行新陈代谢，所以能够起到排除体内废物和毒素的目的。其中，五脏六腑、淋巴系统、大小肠和皮肤组织都是排毒的重要器官，如果这些器官功能失常或减弱，平常是看不出的，甚至都感觉不到。不过，由于人体特殊的构造，所有器官都有部分神经延伸并与脚上的末梢神经相连接，所以，当某些内脏器官出现异常的时候，人们可以通过对脚部反射区的按摩来及时发现病症，得以及时预防和治疗。而具体方式就是运用正确的按摩手法刺激这些反射区，以达到调节人体各部分机能，取得防病治病、自我保健的效果。由此可见，脚部反射区对人体健康的影响是至关重要的，也只有对脚部反射区具体位置的熟练掌握，才能在日后的"脚部按摩"实践中游刃有余，进而达到保健的功效。

通过脚底按摩，能有效地促进血液的循环，提高血液在血管内的流速，使脚的表面温度升高，调节血浆和组织液之间的体液平衡，对维持机体正常生命活动具有重要意义。两脚距离心脏最远，脚部按摩后，血液流经脚部的流速、流量均增加，改善了全身血液循环，从而影响整个循环系统。同时，脚部按摩可以缓解身体肌肉的紧张收缩状态，使肌肉放松，骨骼肌能做有节律的收缩和舒张，起到"肌肉泵"的作用，有助于经脉和淋巴液的回流。另外，脚部按摩可刺激脚部的血管壁和肌肉的感受器，使之发出神经冲动，传入心血管神经中枢，对整个心血管系统起着调节作用。

因此，在脚部反射区的位置及功用的介绍中，我们以人体各部位器官的主从关系为依托，分别从解剖、定位、手法、功用、主治这五大部分入手，自上而下、由内而外地进行了全方位的讲解，将每一处关系到人身体内部器官的反射区都作了叙述。只有对这些关乎你及你身边所有人健康的穴位进行全面了解后，你才能更容易地将有关脚部按摩的其他知识融会贯通，才能在今后的实践中对症下药，完成你追求健康、实现保健的目的。

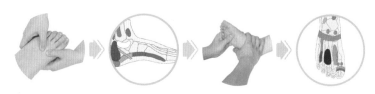

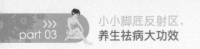
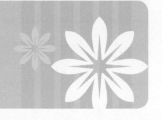

● massage >>>

01│脚底反射区

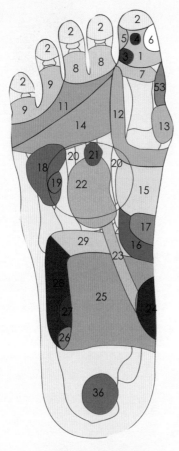

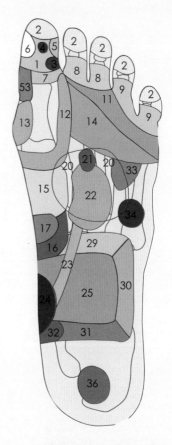

A 右脚底反射区   B 左脚底反射区

1.大脑	11.斜方肌	20.腹腔神经丛	29.横结肠
2.额窦	12.甲状腺	21.肾上腺	30.降结肠
3.脑干和小脑	13.甲状旁腺	22.肾	31.乙状结肠和直肠
4.脑垂体	14.肺和支气管	23.输尿管	32.肛门
5.三叉神经	15.胃	24.膀胱	33.心
6.鼻	16.十二指肠	25.小肠	34.脾
7.颈项	17.胰	26.盲肠和阑尾	36.生殖腺
8.眼	18.肝	27.回盲瓣	53.颈椎
9.耳	19.胆囊	28.升结肠	

01 肾上腺

● **解剖**：肾上腺位于肾脏的上端，左右各一。肾上腺是人体重要的内分泌腺，分泌的激素可以维持人体糖和蛋白质的代谢平衡，并维持着水和盐的代谢。

● **定位**：双脚底第2、3跖骨体之间，距跖骨头近心端一拇指宽处。

● **手法**：单食指扣拳法。

　　用右手食指背侧指间关节突出部缓慢顶入，以出现酸胀感为宜，停留10～20秒后再缓慢放松。逐次加力，直至出现微痛。用另一手从其脚背加以扶持和协助，不要改变方向；右手食指指间关节垂直顶入，不要捻转；用力要适度，以松开时感到舒适为度。

● **功用**：补肾填精，活血祛风，抗休克，抗过敏。

● **主治**：肾上腺疾病、各种感染、心律不齐、休克、过敏性疾病、风湿病、糖尿病等。

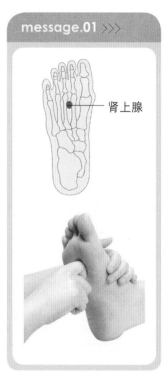

肾上腺

腹腔神经丛

02 腹腔神经丛

● **解剖**：腹腔神经丛位于人体腹腔各器官的周围，是支配人体内脏活动的最大神经丛，可以调节胃肠功能。

● **定位**：双脚底第1到第4跖骨体处，分布在近跖骨底处(肾上腺反射区下1横指)附近的椭圆形区域内。

● **手法**：食指刮压法。

　　用右手食指中节由远而近地刮压，用力由轻逐渐加重，做3~5次。另一手扶持于脚背并给予反作用力；压刮时可呈弧形，力度均匀并逐次加力，双手动作要协调配合。

● **功用**：调理三焦，提高痛阈。

● **主治**：腹腔内各器官的病症，主要是用于消化系统、神经系统的疾病，可以缓解自主神经的张力。

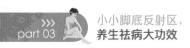

03 肾

● **解剖**：肾位于脊椎两侧，腹膜后方，具有生殖、泌尿和内分泌功能。

● **定位**：双脚底第2、3跖骨体之间，近跖骨体处。

● **手法**：食指刮压法。

右手食指中节由远而近地压刮3～5次，另一手固定其脚背。定位要准确，用力要渗透、均匀，压刮的速度宜缓慢；压刮时要用食指中节背侧压入，避免近侧指间关节着力。

● **功用**：补肾填精，壮阳，温经通脉，醒神开窍，清热利湿，利尿通淋。

● **主治**：泌尿系统疾病、各种肾病及与肾有关的疾病。

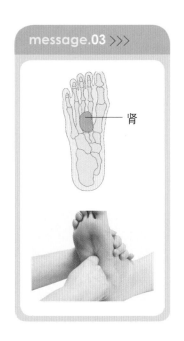

message.03 >>>

肾

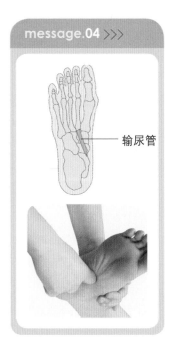

message.04 >>>

输尿管

04 输尿管

● **解剖**：输尿管位于人体下腹腔，左右各一，上连肾盂，下连膀胱，具有输送尿液的作用。

● **定位**：自肾反射区斜向脚底内侧，至舟状骨内下方，呈一长形弧状的条带区。

● **手法**：食指刮压法。

右手食指中节背侧自肾反射区中间开始，先压入合适的深度后再向下压刮至离膀胱区约1/3的距离时，右手边内旋边压刮至膀胱区中点，停留片刻后缓慢抬起。由轻到重，逐次加力。压刮的力度要均匀、渗透，速度宜缓慢。

● **功用**：清热利湿，通淋排石，泻火解毒。

● **主治**：尿路结石、前列腺炎、排尿困难等泌尿系统疾病。

05 膀胱

● **解剖**：膀胱位于人体下腹部，是储存尿液的器官，具有气化的作用。

● **定位**：脚内踝前方，舟状骨下方，踇展肌内缘旁。

● **手法**：单食指扣拳法。

用食指中节由脚内侧向脚外侧呈扇形旋压。另一手扶脚部，使其外展，便于操作；用力不可过大。

● **功用**：清热泻火，通利小便，解毒。

● **主治**：膀胱炎、泌尿系结石及泌尿系其他疾病。

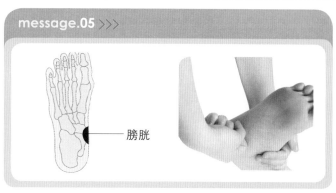

message.05 >>>

膀胱

message.06 >>>

额窦

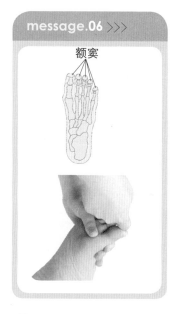

06 额窦

● **解剖**：额窦位于人体头部前额，是与鼻腔相通的含气腔隙。

● **定位**：双脚十个脚趾趾端。左边额窦反射区在右脚，右边额窦反射区在左脚。

● **手法**：拇指指腹推压法或食指刮压法。

用拇指自内向外做推法或食指压刮，另一手要扶持脚趾；施术时要随脚趾顶端呈弧形做推法或压刮，受力均匀，逐次加力，以患者感到舒适为宜。

● **功用**：清热疏风，通络止痛。

● **主治**：前额痛、头晕、眼病、鼻病、视物不清、三叉神经痛和耳部疾病等。

07 三叉神经

● **解剖**：三叉神经位于头部两侧，包括眼神经、上颌神经和下颌神经。

● **定位**：双脚拇指近第2趾的一侧。左侧三叉神经反射区在右脚，右侧三叉神经反射区在左脚。

● **手法**：拇指指腹推压法。

以右手拇指指端，由脚趾端向脚趾根部推压，另一手固定其脚。该反射区较为敏感，用力逐次加大，但不宜过大。

● **功用**：活血，通络，止痛。

● **主治**：偏头痛、三叉神经痛、牙痛及五官科的病痛。

message.07 >>>

三叉神经

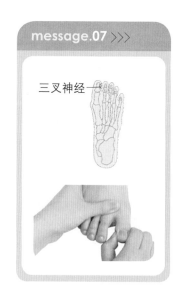

08 小脑和脑干

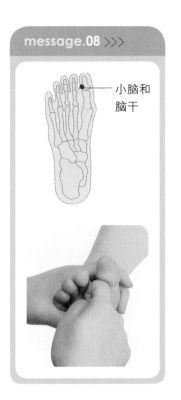

message.08 >>>

小脑和脑干

● **解剖**：小脑位于大脑的下方，可以维持身体的平衡，协调肌肉的运动。脑干位于大脑和脊髓之间，包括脑桥、中脑、延髓，内有重要的神经中枢，能传导神经冲动。

● **定位**：双脚踇趾趾腹根部靠近第2趾骨处，左侧小脑和脑干反射区在右脚，右侧小脑和脑干反射区在左脚。

● **手法**：单食指扣拳法。

用力由轻逐次加重，用食指扣拳法时，另一手必须扶持于脚趾背侧；施术时按摩手与另一手协调配合，相互适度挤压才能获得适宜的刺激。

● **功用**：疏风清热，通络止痛。

● **主治**：头痛、头晕、高血压、失眠、记忆力减退及运动平衡失调等。

09 颈项

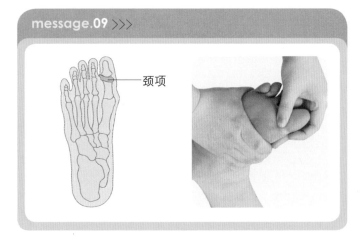

message.09 >>>

颈项

● **解剖**：颈项位于头与胸之间，前称颈，后称项。颈项可以协调头部向各个方向运动。

● **定位**：双脚踇趾趾腹根部横纹处，左侧颈项反射区在右脚，右侧颈项反射区在左脚。

● **手法**：拇指指腹推压法。

边推压边由外向内旋扭移动，亦可由内向外推压。用力由轻逐次加重，另一手要扶住脚部；拇指尖应从脚趾外侧开始推压，由外向内边推压边旋转，移动时手指不可放松，尤其是趾根两侧的敏感点应以感到酸痛为度。

● **功用**：疏通经络，柔颈止痛。

● **主治**：颈部酸痛、颈部软组织损伤、落枕、颈椎病、高血压、头痛、头晕及消化道疾病。

10 鼻

● **解剖**：鼻位于呼吸道起始部位，是嗅觉器官，为呼吸出入的门户。

● **定位**：双脚蹈趾远节趾骨内侧，自蹈趾趾腹边缘延伸到蹈趾趾甲部呈"L"形，左侧鼻反射区在右脚，右侧鼻反射区在左脚。

● **手法**：拇指推掌法或单食指扣拳法。

用拇指指腹从蹈趾趾腹内侧推向甲根后方，或以食指近侧指间关节背侧突出部顶压蹈趾趾腹内侧，逐次加力。

● **功用**：清热、疏风、通利鼻窍。

● **主治**：各种鼻病、呼吸道疾病等。

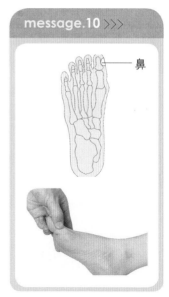

message.10 >>>

鼻

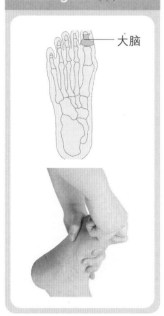

message.11 >>>

大脑

11 大脑

● **解剖**：大脑在颅腔之中，可以调节躯体运动及内脏活动，具有调节体温、生殖功能、分析感觉功能。

● **定位**：双脚蹈趾趾腹整个区域。左半球大脑反射区在右脚蹈趾趾腹上；右半球大脑反射区在左脚蹈趾趾腹上。

● **手法**：食指刮压法。

用食指中节背面由远侧至近侧压刮，逐次加力。另一手扶持于脚背，双手配合；压刮力度适中，要使整个脚趾趾腹都受到压刮而无遗漏；要根据受术者的耐受程度来决定力度的大小，压刮时用力要均匀；必要时可加用拇、食指的捏揉。

● **功用**：平肝潜阳，清脑明目，镇静安神，舒筋通络。

● **主治**：头痛、头晕、失眠、高血压、脑外伤后遗症、脑瘫、脑血管病及神经衰弱等。

12 脑垂体

● **解剖**：脑垂体位于大脑下方，是最重要的内分泌腺，对机体生长及其他内分泌腺的活动具有重要的影响。

● **定位**：双脚蹈趾趾腹中央部位。

● **手法**：单食指扣拳法。

用食指间关节外侧突出部按压，逐次加力。另一手的食、中两指扶住蹋趾背侧，拇指协助加压；按压时要垂直用力，位置不可移动；用力要由轻渐重。

● **功用**：调节内分泌功能，平衡阴阳。

● **主治**：内分泌功能失调、更年期综合征、小儿生长发育不良、抗衰老等。

message.12 >>>

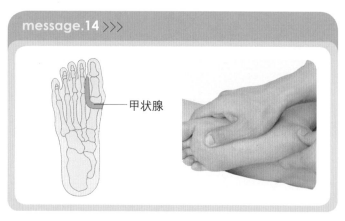

脑垂体

message.13 >>>

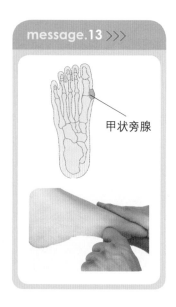

甲状旁腺

⑬ 甲状旁腺

● **解剖**：甲状旁腺位于甲状腺的后方，可以分泌激素，调节人体钙、磷代谢。

● **定位**：脚底第1跖趾关节前方凹陷。

● **手法**：单食指扣拳法。

用食指中节近侧指背顶压，逐次加力，以出现麻胀感为宜。也可用拇指揉法。

● **功用**：补肾养肾，柔肝养筋。

● **主治**：甲状旁腺功能异常引起的缺钙、筋骨酸痛、抽筋、手脚痉挛及心脏病、各种过敏性疾病、白内障、失眠、皮肤病、妇科病等。

⑭ 甲状腺

● **解剖**：甲状腺位于颈前部，可以分泌甲状腺素和储存碘，可以促进人体的新陈代谢，维持机体的正常生长发育，尤其是骨骼和神经系统的发育。

message.14 >>>

甲状腺

- **定位**：双脚脚底蹈趾与第2趾蹼处沿第1跖骨头向内呈"L"形带状。
- **手法**：用拇指推压法，也可用食指压刮法。

　　用力要均匀，动作要协调。

- **功用**：调节激素分泌，平衡阴阳。
- **主治**：甲状腺功能亢进或低下、失眠、心悸、情绪不佳、肥胖症等，并能促进小儿长高。

⑮ 眼

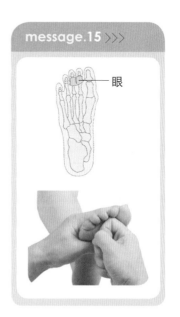

message.15 >>>

眼

- **解剖**：眼由眼球及眼的附属器官组成。眼是人体重要的感觉器官。
- **定位**：双脚脚底第2、3趾额窦反射区至中节趾骨底面及两侧面。左眼反射区在右脚，右眼反射区在左脚。
- **手法**：单食指扣拳法。

　　用食指扣拳法顶压各敏感点，也可用拇指尖捏掐趾根敏感点，由轻渐重，各点顶压或捏掐；然后用拇指指腹由远而近推各趾的内、下、外三面；最后用拇指侧峰按压第2、3趾根间背侧敏感点。

- **功用**：清肝，养肝，明目。
- **主治**：各种眼病及与肝有关的病症。

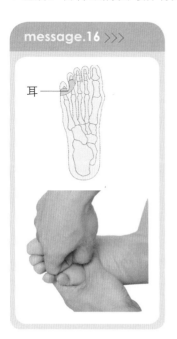

message.16 >>>

耳

⑯ 耳

- **解剖**：耳由外耳、中耳、内耳三部分组成。外耳和中耳是收集和传导声波的装置，内耳是接受声波和位觉刺激的感受器。
- **定位**：双脚脚底第4、5趾的额窦反射区至中节趾骨底面及内、外两侧。左耳反射区在右脚，右耳反射区在左脚。
- **手法**：单食指扣拳法。

　　用食指扣拳法顶压各敏感点，也可用拇指尖捏掐趾根敏感点，由轻渐重，各点顶压或捏掐；然后用拇指指腹由远而近推各趾的内、下、外三面；最后用拇指侧峰按压第2、3趾根间背侧敏感点。

- **功用**：补肾，开窍，聪耳。
- **主治**：各种耳病、眩晕、晕车、晕船等。

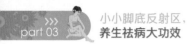
17 斜方肌

- **解剖**：斜方肌位于项部与背部，参与肩胛骨的活动。

- **定位**：脚掌前半部，眼、耳反射区下1横指宽，自甲状腺反射区至肩反射区之间的横带状区域。

- **手法**：食指刮压法。

用食指中节从外向内压刮，辅助手要将各趾扒成微屈状，使脚掌放松，不可使各趾呈背伸；每次压刮的力度均匀并逐次加重。

- **功用**：舒筋活络，祛风除湿。

- **主治**：落枕、颈背酸痛、手臂酸麻无力等。

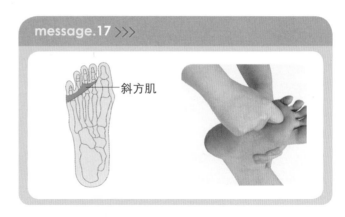

message.17 >>>

斜方肌

18 颈椎

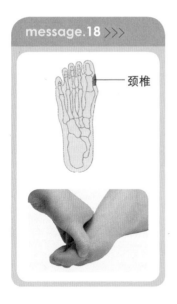

message.18 >>>

颈椎

- **解剖**：颈椎位于脊椎的最上端，由7节颈椎体构成。颈椎能支持头部，保持全身平衡。

- **定位**：双脚蹬趾根部内侧纹尽头处的凹陷区域，蹬趾趾关节后处。

- **手法**：用拇指推法或双指钳法。

推或压刮的力度要均匀，并由轻逐次加重而达到适宜的刺激量。

- **功用**：舒筋，活血，通脉。

- **主治**：颈椎病、颈项僵硬或酸痛、落枕等各种颈椎病。

19 肺和支气管

- **解剖**：肺位于胸腔内，是气体交换的场所，支气管是气体出入的通道。

- **定位**：双脚斜方肌反射区下方1拇指宽处，支气管反射区与肺反射区重叠，并由肺反射区延伸至第3趾中节末端的索带状区域。

- **手法**：拇指指腹推压法。

用双手拇指推向各脚趾，逐次加重。做肺反射区按摩时，必须由外向内推压；

做支气管反射区按摩时，拇指应推向各趾；推压或推法的力度应均匀并逐次加重。

● **功用**：补气益气，清热解毒。

● **主治**：肺与支气管的病症、鼻病、心脏病、便秘等。

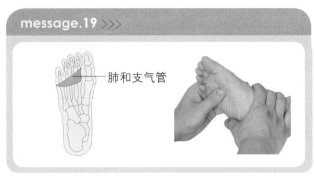

message.19 >>>

肺和支气管

message.20 >>>

20 心

● **解剖**：心位于胸腔的前纵隔内、左右肺之间，2/3在正中线的左侧。心是心血管系统的中枢，推动人体血液循环的运行。

● **定位**：中心点在左脚第4、5跖骨之间，肺反射区后方。

● **手法**：单食指扣拳法。

一手捏脚，另一手半握拳，食指弯曲，以食指第1指间关节顶点施力。施术时先用轻手法，如能承受则再加重手法，如无异常反应，再用重手法。逐次加重并延长时间。对心脏病者，手法宜轻些。

● **功用**：补气，养心，生血。

● **主治**：心脏病、高血压、休克、失眠、盗汗、肺部疾病。

心

21 脾

● **解剖**：位于左上腹部，具有储血和免疫的功能。

● **定位**：左脚底第4、5跖骨基底部之间，距心反射区正下方1横指。

● **手法**：单食指扣拳法。

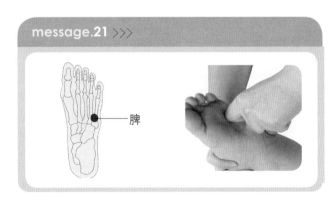

message.21 >>>

脾

一手捏脚，另一手半握拳，食指弯曲，以食指第1指间关节顶点施力，用食指扣拳法顶压。力度以反射区产生酸痛为宜，顶压逐次加重。

● **功用**：健脾化湿，统摄血液，增强机体免疫能力。

● **主治**：发热、炎症、贫血、高血压、舌炎、唇炎、食欲不振、消化不良、皮肤过敏等。

22 肝

- **解剖**：肝位于胸腔右上腹，是人体最大的腺体，肝能分泌胆汁，参与消化，具有代谢、解毒等功能。
- **定位**：右脚第4、5跖骨的底面，上界被肺反射区覆盖。
- **手法**：单食指扣拳法。

用食指第1指间关节顶点施力顶压，左手要扶住脚背；用力要均匀并由轻逐次加重。

- **功用**：疏肝利胆，清热解毒，补益肝血，平肝潜阳。
- **主治**：肝脏疾病、血液病、高脂血症、眼病、眩晕等。

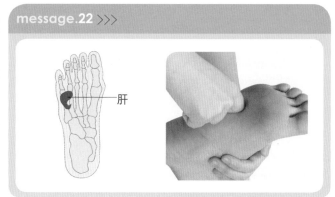

message.22 >>>

肝

23 胆囊

message.23 >>>

胆囊

- **解剖**：胆囊位于肝右叶下方，主要功能为储存和浓缩胆汁，对食物进行消化。
- **定位**：右脚底第4、5跖骨之间，肝反射区的下方。
- **手法**：单食指扣拳法。

顶压方向应斜向外上方，顶压时要用食指近侧指间关节背侧突出部顶入，左手配合用力，不要移动或旋扭；力度均匀并由轻逐次加重。

- **功用**：清热化湿，利胆止痛。
- **主治**：胆囊疾病、肝脏疾病、失眠、消化不良、胃肠功能紊乱等。

24 胃

- **解剖**：胃大部分位于左季胁内，小部分位于腹上部，具有分泌胃液、容纳和消化食物的功能。
- **定位**：双脚第1跖骨体部跖趾关节后，约1横指宽的区域。
- **手法**：单食指扣拳法。

一手顶压，另一手要扶于脚背；指背顶压时力度均匀并由轻逐次加重。若有胃痛症状时，可得到明显的敏感点而能奏效，此时要双手配合，形成适宜的力度。

● **功用**：降逆和胃，理气止痛。

● **主治**：胃部疾病、厌食、消化不良、糖尿病、胆囊等疾病。

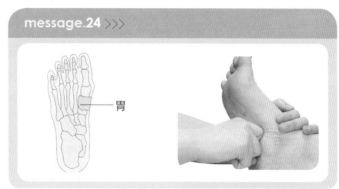

message.24 >>>

胃

25 十二指肠

● **解剖**：十二指肠位于右上腹，上接幽门，下连空肠，呈 "C" 字形包围着胰头，能起到消化和吸收营养物质的作用。

● **定位**：位于双脚脚底内侧第1跖趾关节后方。

● **手法**：单食指扣拳法。

一手要扶住脚背，另一手顶压，顶压的力度要均匀，并由轻逐次加重，但用力比胰反射区要轻，既不可太重，避免疼痛难忍，又要有适宜的刺激量才能奏效。

● **功用**：益气和胃，理气止痛。

● **主治**：十二指肠疾病、腹部饱胀、消化不良等。

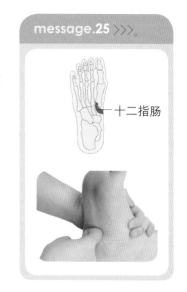

message.25 >>>

十二指肠

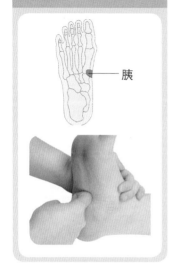

message.26 >>>

胰

26 胰

● **解剖**：位于胃的后方，外形狭长。可以分泌胰液，帮助人体消化蛋白质和脂肪，分泌胰岛素等，对人体内糖、蛋白质及脂肪的代谢有重要的调节作用。

● **定位**：双脚脚底第1跖骨，胃反射区和十二指肠反射区间。

● **手法**：单食指扣拳法。

一手应扶住脚背，另一手顶压，顶压的力度要均匀，并由轻逐次加重；因该反射区靠近第1跖骨基底部，故用力应比胃反射区轻些；要双手合作形成适宜的力度。

● **功用**：降糖清胰。

● **主治**：胰腺疾病、消化不良、糖尿病等。

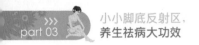

(27) 小肠

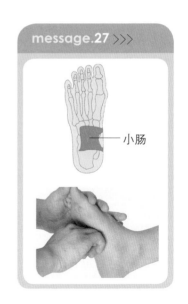

message.27 >>>

小肠

● **解剖**：小肠位于腹腔，上起十二指肠，下与大肠相接，是人体消化、吸收食物最重要的场所。

● **定位**：位于双脚脚掌中部凹进区域。

● **手法**：刮压法。

四指屈曲，以 2～5 指近侧指间关节背侧着力，由远而近压刮十几次；压刮的力度要均匀，速度宜快，动作要有节奏；压刮后常出现脚心发热感。

● **功用**：消食导滞，健脾行气。

● **主治**：小肠炎症、腹泻、胃肠功能紊乱、消化不良、心律失常、失眠等。

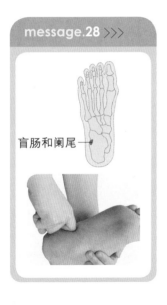

message.28 >>>

盲肠和阑尾

(28) 盲肠和阑尾

● **解剖**：盲肠位于右下腹，是大肠的起始部，上接小肠，下连升结肠。盲肠的内下方就是阑尾。

● **定位**：右脚底跟骨前缘外侧，第4、5趾间的垂直线上。

● **手法**：单食指扣拳法。

一手握脚，另一手半握拳，食指弯曲，以食指第1指间关节顶点施力，定点向深部按摩；力度以反射区产生酸痛为宜，定点顶压，按压时不能移动位置和旋扭；力度应由轻逐渐加重。

● **功用**：消炎，加强肠蠕动。

● **主治**：盲肠炎、阑尾炎、下腹部胀气等。

(29) 回盲瓣

● **解剖**：回盲瓣位于小肠（回肠）通入盲肠的入口处，能延缓小肠内容物进入大肠，使食物得到充分的消化吸收，并可防止大肠内容物逆流入小肠（回肠）内。

● **定位**：位于右脚底跟骨前外侧，盲肠和阑尾反射区的远心端。

● **手法**：单食指扣拳法。

一手捏脚，另一手半握拳，食指弯曲，以食指第1指间关节顶点施力，定点向深部揉按；力度以反射区产生酸痛为宜，按压时不可移动位置或旋扭；力度应由轻逐渐加重。

● **功用**：导滞，通便，消食等。

● **主治**：肠炎、便秘、下腹部胀气、腹痛等。

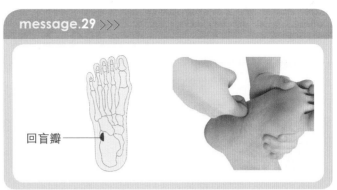

message.29 >>>

回盲瓣

30) 升结肠

● **解剖**：升结肠位于右腹部，上接盲肠，沿腹右侧上升到肝右叶下转左。升结肠具有吸收营养物质、运送废料的功能。

● **定位**：位于右脚脚底从跟骨前缘，沿骰骨外侧至第5跖骨底，在小肠反射区与脚外侧平行带状区。

● **手法**：食指刮压法。

　　用食指中节偏桡侧面由近端向远端压刮，按摩手要用力压入脚掌，双手配合，使压刮有足够的力度；压刮时用力要均匀并逐次加重；压刮的方向必须由近端向远端，即由脚跟向脚趾方向按摩。

● **功用**：行气，通便。

● **主治**：结肠炎、便秘、腹泻、腹胀、腹痛等。

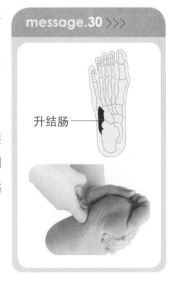

message.30 >>>

升结肠

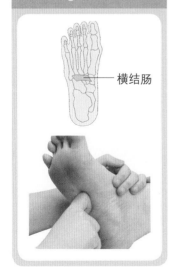

message.31 >>>

横结肠

31) 横结肠

● **解剖**：横结肠位于中上腹部，是大肠的一部分，具有吸收营养物质、运送废料的作用。

● **定位**：位于双脚脚底中间，相当于胰、十二指肠反射区水平线上横越脚底的带状区域。

● **手法**：食指刮压法。

　　以食指中节压刮，压刮时应先压后刮动；压刮的方向是左脚由内向外、右脚由外向内；压刮的力度要均匀并由轻逐次加重。

● **功用**：导滞，通便，止泻。

● **主治**：便秘、腹泻、腹痛、结肠炎等。

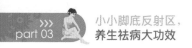

32 降结肠

● **解剖**：降结肠位于左上腹，与横结肠相连接，沿腹部左侧下降之左下腹，与乙状结肠相连接，具有吸收营养物质、运送废料的作用。

● **定位**：位于左脚脚底外侧第5跖骨沿骰骨外侧至跟骨前缘，相当于胰、十二指肠反射区平面至跟骨前缘外侧的竖带状区域。

● **手法**：食指压刮法。

自远而近，逐次加力，另一手扶持脚背并给予反作用力，双手合力，使压刮有适宜的力度；用力要均匀并逐次加重。

● **功用**：导滞，通便，止泻等疾病。

● **主治**：便秘、腹泻、腹痛、结肠炎等。

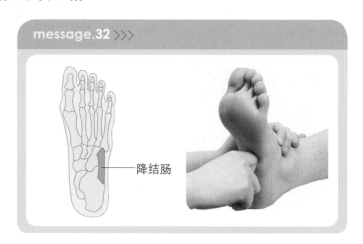

message.32 >>>

降结肠

33 乙状结肠和直肠

● **解剖**：乙状结肠和直肠位于左下腹，呈"乙"字弯曲，上接结肠、下接肛管至肛门，具有运送大便从肛门排出的作用。

● **定位**：位于左脚脚底跟骨前缘呈一横带。

● **手法**：食指刮压法。

用食指中节压刮，逐次加力，另一手扶住脚背，双手合力压刮有适宜的力度；应从脚跟前外方呈反"S"形压刮，先压刮后拐至膀胱反射区的后方，需用腕部和前臂内旋动作带动；用力要均匀并逐次加重。

● **功用**：清热，补虚，通便，消炎。

● **主治**：乙状结肠炎、直肠炎、便秘、腹泻等。

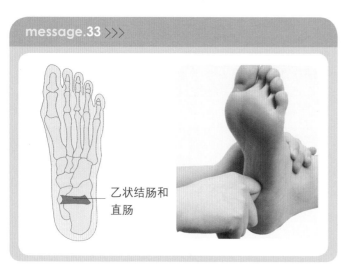

message.33 >>>

乙状结肠和直肠

34 肛门

- **解剖**：位于消化系统管道末端，上接直肠，具有控制和排出大便的功能。
- **定位**：位于左脚脚底跟骨前缘、乙状结肠和直肠反射区的末端，跚展肌外侧缘 。
- **手法**：单食指扣拳法。

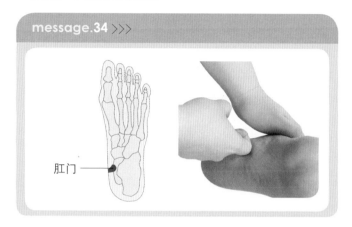

message.34 >>>

肛门

用食指近侧指间关节背侧突出部顶压，逐次加力，顶压的方向最好是从内下向外上；力度均匀并逐次加重。

- **功用**：消痔，止血，通便。
- **主治**：痔疮、肛裂、肛门下垂、便秘、便血等。

35 生殖腺（卵巢或睾丸）

- **解剖**：男性生殖腺睾丸位于阴囊内，左右各一，是生产精子和分泌男性激素的器官；女性生殖腺卵巢位于骨盆内，左右各一，是生产卵子和分泌女性激素的器官。
- **定位**：位于脚底，脚跟部的中央。
- **手法**：单食指扣拳法。

　　用食指近侧指间关节背侧突出部顶压，另一手扶持并固定脚部；顶压时不要移动或旋扭；力度均匀并逐次加重。

- **功用**：补肾益精。
- **主治**：男女性功能低下、不孕症、月经不调、前列腺肥大、子宫肌瘤等，并有抗衰老的作用。

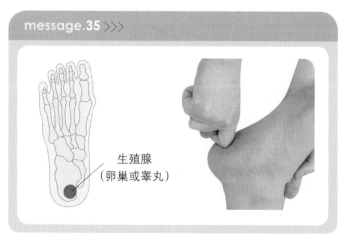

message.35 >>>

生殖腺
（卵巢或睾丸）

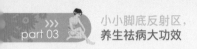

● massage >>>

02 | 脚内侧反射区

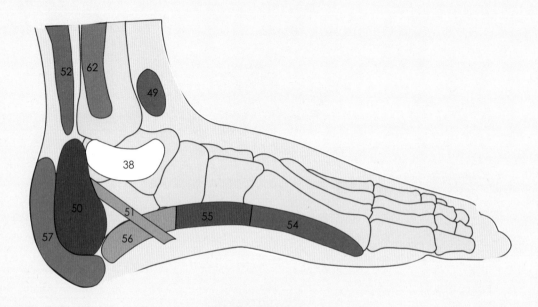

脚内侧反射区

38.髋关节

49.腹股沟

50.子宫或前列腺

51.阴茎、阴道、尿道

52.直肠、肛门

54.胸椎

55.腰椎

56.骶骨

57.尾骨内侧

62.坐骨神经

01 胸椎

● **解剖**：胸椎位于脊椎的上端，由12节胸椎体构成，上接颈椎，下连腰椎，可以支撑躯体，保持全身平衡。

● **定位**：位于双脚脚弓内侧缘，第1跖骨头下方到第1楔骨前。

● **手法**：用拇指推法或食指压刮法。

由远而近，逐次加力，推或压刮的力度要均匀，并由轻逐次加重而达到适宜的刺激量；颈椎与胸椎反射区之间是连接的，手法操作时要衔接。

● **功用**：舒筋，活血，通脉。

● **主治**：胸背部病症，如胸椎间盘突出症、胸椎病变、肩背疼痛、肋间神经痛等，胸腔内器官疾病，如心、肺、食管、气管的病症。

message.01 ▷▷▷

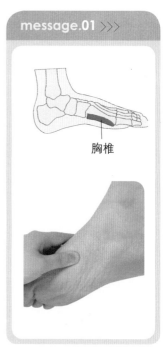

胸椎

message.02 ▷▷▷

腰椎

02 腰椎

● **解剖**：腰椎位于脊椎的中下端，由5节腰椎体构成，上接胸椎，下连骶骨，可以保持全身平衡、躯体转动的作用。

● **定位**：双脚脚弓内侧缘，第1楔骨至舟骨，上接胸椎反射区。

● **手法**：用拇指推法或食指压刮法。

由远而近，逐次加力，推或压刮的力度要均匀，并由轻逐次加重，使之达到适宜的刺激量；腰椎与骶骨反射区的接合部是脚弓最高处，宜用力向上顶压。

● **功用**：活血，通络，止痛。

● **主治**：腰背酸痛、腰肌劳损、腰椎间盘突出症、腰椎骨质增生、坐骨神经痛，以及腰椎其他疾患、腹腔和盆腔内的病症等。

03 **骶骨**

● **解剖**：位于脊椎的末端，由5节骶椎骨组合而成， 上接腰椎，下连尾骨，保持全身平衡。

● **定位**：双脚脚弓内侧缘，起于舟状骨后方，经距骨下方到跟骨前缘。

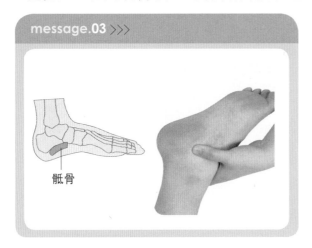

message.03 >>>

骶骨

● **手法**：拇指推法或食指压刮法。

由前向后，逐次加力，推或压刮时需用力向上压才能获得适宜的刺激量；力度要均匀并逐次加重。

● **功用**：活血，通络。

● **主治**：骶椎挫伤、骶骨骨质增生、会阴部疾病、坐骨神经痛、颈椎病、失眠、便秘、不孕症、性功能异常等。

message.04 >>>

尾骨内侧

04 **尾骨内侧**

● **解剖**：尾骨内侧位于脊椎的尾部，由4～5块退化的尾椎骨结合而成，上接骶骨，下端游离，具有保持全身平衡的作用。

● **定位**：双脚脚弓内侧缘，沿跟骨结节后内侧呈"L"形区域。

● **手法**：食指勾掌法。

用食指中节桡侧面勾刮尾骨内侧反射区的后部，用食指近侧指间关节背侧突出部顶压跟骨内下角处，用食指中节勾刮尾骨内侧反射区的前部，勾刮的力度要均匀并逐次加重，以局部酸痛为好。

● **功用**：活血，通络，消痔，止痛。

● **主治**：骶尾部挫伤、骶骨软组织损伤、坐骨神经痛、神经衰弱、失眠、头痛、痔疮、生殖系统疾病等。

05 子宫或前列腺

● **解剖：** 男性前列腺位于膀胱下方，围绕膀胱颈和尿道起始部，被尿道和输精管贯穿。前列腺分泌乳白色的弱碱性液体，此液体是精液的主要成分。女性子宫位于盆腔周围，是受精卵发育及胎儿成长的场所。

● **定位：** 双脚跟骨内侧，内踝的后下方近似三角形区域，前列腺敏感点在三角形直角顶点附近，子宫颈敏感点在三角形斜边的上段。

● **手法：** 拇指指腹推压法。

　　双手拇指自下而上推压，做 3 ～ 5 次，逐次加重，力度以反射区产生酸痛为宜。

● **功用：** 补肾益精，活血养宫。

● **主治：** 子宫病变、痛经、尿路感染、前列腺炎、前列腺肥大、性功能低下等相关疾病。

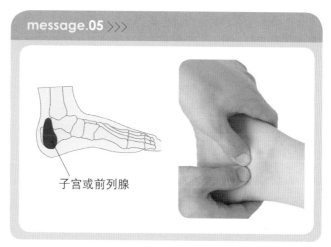

message.05 >>>

子宫或前列腺

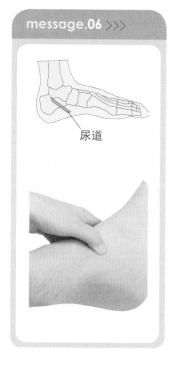

message.06 >>>

尿道

06 尿道

● **解剖：** 男性尿道起于膀胱，终于阴茎头，具有排尿和排精的作用。女性尿道与膀胱连接，仅有排尿功能。女性的阴道与子宫连接，是女性的性交器官，还具有导入精液、排出月经及娩出胎儿的功能。

● **定位：** 脚跟内侧，自膀胱反射区斜向后上方延伸，经距骨止于内踝的后下方。

● **手法：** 拇指指腹推压法。

　　用拇指指腹从膀胱区后下方推向内踝的后下方。当推至内踝后下方时，将手腕内旋，用拇指桡侧峰向内踝后下方的骨缝挤压，以出现酸胀感为度。用力逐次加重。另一手要扶持其脚部，推压的速度宜缓慢。

● **功用：** 消炎解毒，通淋利尿。

● **主治：** 泌尿系感染、排尿障碍、会阴部病症等。

07 腹股沟

● **解剖**：腹股沟位于下腹部两侧的三角区域。男性的精索、女性的子宫圆韧带，通过腹股沟管，腹壁在此形成一条裂隙。

● **定位**：双脚内踝尖上方2横指胫骨内侧凹陷中。

● **手法**：拇指推掌法。

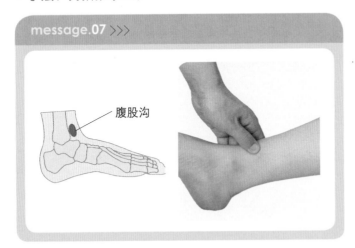

message.07 >>>

腹股沟

用拇指指端推压，每次均有酸痛感；推压力度要均匀。

● **功用**：温肾壮阳。

● **主治**：腹股沟部疾病、疝气、淋巴结炎、生殖系统疾病、性功能低下，精索静脉曲张，还有抗衰老等作用。

08 髋关节

● **解剖**：髋关节位于肢体连接部，是连接躯体与下肢的运动关节。

● **定位**：双脚内踝及内踝下缘，呈一弧形的区域。

● **手法**：拇指推掌法。

用拇指沿骨缝从前下方推到后下方，逐次加力，另一手扶于脚背，使脚稍跖屈并固定；拇指推时应使力作用于骨缝内，并要获得酸胀感；推至后方时腕部需扭转，使拇指尽可能推入骨缝；用力均匀并逐次加重。

● **功用**：活血，通络，止痛。

● **主治**：髋关节疼痛、坐骨神经痛、股骨颈骨折引起疼痛、臀肌损伤、肩关节、下肢瘫痪以及膝、肘、肩、踝、腕等关节疾病。

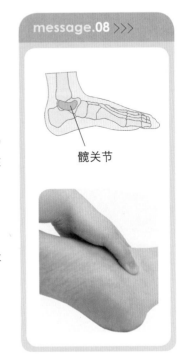

message.08 >>>

髋关节

09 直肠和肛门

● **解剖**：直肠位于盆腔内、骶尾骨的前方，上接乙状结肠，下端终于肛门。它是大肠的末端，起着暂时储存、排出粪便的作用。

● **定位**：双脚胫骨内侧，踝后沟内，从内踝后方向上延伸4横指的带状区域。

● **手法**：拇指推掌法。

从下向上。另一手扶于脚背，使脚固定；拇指推时应要获得酸胀感；用力均匀并逐次加重。

● **功用**：宽肠，通便，消痔，解毒。

● **主治**：痔疮、肛裂、直肠炎、便秘、腹泻等。

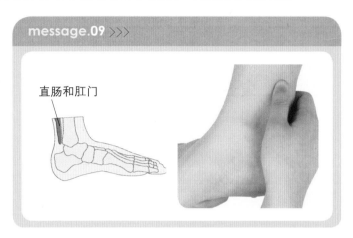

message.09 >>>

直肠和肛门

message.10 >>>

坐骨神经

10 坐骨神经

● **解剖**：坐骨神经是人体最长最粗的神经。它从盆腔经大转子与坐骨结节之间达股后，下降至腘窝上方分为胫神经与腓总神经，支配肌肉运动及感觉。

● **定位**：内侧坐骨神经反射区位于双脚脚内踝关节后方，沿胫骨内后缘上行至胫骨内侧髁下；外侧坐骨神经反射区位于双脚脚外踝外缘，沿腓骨前侧上行至腓骨小头处。

● **手法**：拇指推法。

从下向上，逐次加力，按摩前要涂抹按摩膏，以便于操作和防止皮肤损伤；用力均匀并由轻到重逐次加力，推的速度宜缓慢。

● **功用**：活血，通络，止痛。

● **主治**：坐骨神经痛、坐骨神经炎、腰椎间盘突出症、急性腰扭伤、双下肢末梢神经炎、膝和小腿疼痛、中风、糖尿病等。

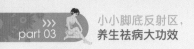

● massage ＞＞＞

03｜脚外侧反射区

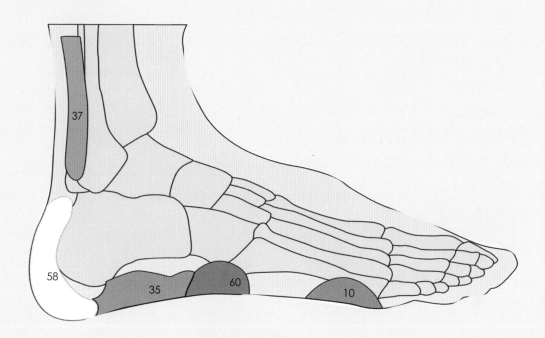

脚外侧反射区

10.肩

35.膝（下肢）

37.下腹部

58.尾骨外侧

60.肘

01 肩

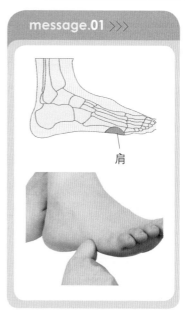

肩

- **解剖**：肩由肱骨头与肩胛骨的关节盂构成。肩可做多方向较大幅度的运动。
- **定位**：位于双脚外侧第5跖趾关节后方凹陷处。
- **手法**：单食指扣拳法。

　　一手持脚，另一手半握拳，食指弯曲、定点施力按压；力度以产生酸痛为宜。

- **功用**：通经活络，祛风除湿，止痛利节。
- **主治**：肩关节疼痛、肩周炎、手臂无力、肩背痛、颈椎病、上肢瘫痪以及髋、膝、肘、踝、腕等关节疾病。

02 肘

- **解剖**：肘是由肱骨下端和桡、尺骨上端构成的复合关节，包括肱尺关节、肱桡关节、桡尺近侧关节，主管上肢的屈伸活动。
- **定位**：位于双脚外侧第5跖骨粗隆凸起的前后两侧。
- **手法**：双食指扣拳法。

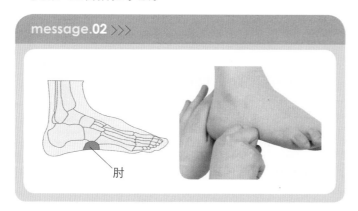

肘

　　用双食指分别定点顶压两个凹陷处；也可用食指、中指近侧指间关节背侧同时顶压两个凹陷处。

- **功用**：活血通络，祛风除湿，止痛利节。
- **主治**：肘关节外伤、网球肘、肘关节酸痛等。

03 膝

- **解剖**：膝由股骨内外侧髁、胫骨内外侧髁及髌骨构成，主管下肢的屈、伸活动。
- **定位**：位于双脚外侧跟骨前缘，骰骨、距骨下方形成的半圆形凹陷处。
- **手法**：单食指扣拳法。

message.03 >>>

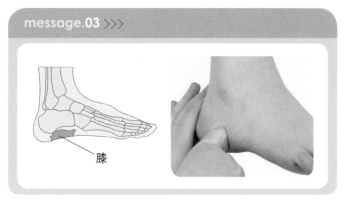

膝

一手持脚，另一手半握拳，食指弯曲，用食指第1指间关节顶点施力，环绕反射区的半月形区域按摩。

● **功用**：活血通络，祛风除湿，止痛。

● **主治**：膝关节损伤、骨质增生、膝关节炎等。

04 尾骨外侧

● **解剖**：尾骨由4～5块退化的尾椎骨结合而成，上接骶骨，下端游离，具有保持全身平衡的作用。

● **定位**：位于双脚跟骨外侧，沿跟骨结节后外侧呈"L"形区域。

● **手法**：食指勾掌法或单食指扣拳法。

跟骨后上方开始勾刮至脚跟外后下方拐弯处时，用食指近侧指间关节垂直顶压至有酸胀感，然后再用食指勾刮外下方，到前方与膝反射区相接。

● **功用**：活血，止痛，消痔。

● **主治**：坐骨神经痛、骶尾部挫伤、生殖系统疾病等。

message.04 >>>

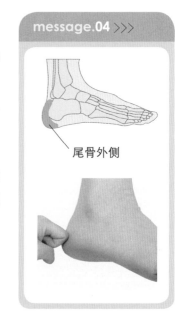

尾骨外侧

message.05 >>>

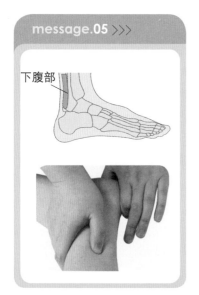

下腹部

05 下腹部

● **解剖**：腹部肚脐以下的区域。

● **定位**：位于双腿腓骨外后方，自外踝向上延伸4横指的带状区域，与脚内侧的直肠及肛门反射区相对应。

● **手法**：拇指推掌法。

从外踝骨后方向上推压，用力至有酸胀感。

● **功用**：补肾，益精，活血，通经，利小便。

● **主治**：月经不调、痛经、腹痛、腹胀等疾病。

● massage >>>

04 | 脚背反射区

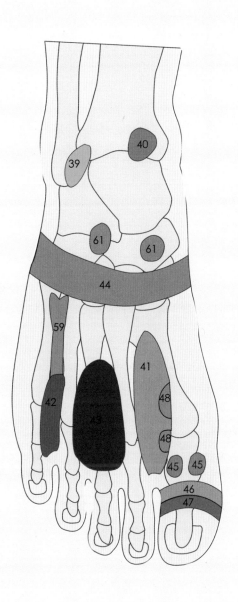

脚背部反射区

39.上身淋巴结

40.下身淋巴结

41.胸部淋巴腺

42.内耳迷路

43.胸（乳房）

44.横膈膜

45.扁桃体

46.下颌

47.上颌

48.喉、气管及声带

59.肩胛骨

61.肋骨

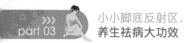
01 上颌

- **解剖**：上颌位于上牙的根部，腭骨与上颌骨的连接处，包括上颌三叉神经分布区。
- **定位**：双脚脚背蹞趾趾间横纹前方的带状区域。
- **手法**：拇指推掌法。

由内向外，逐次加力，若要增加美容效果，可用拇指指端扣掐甲根及甲旁。

- **功用**：通经，活络，止痛，美容。
- **主治**：牙痛、牙龈炎、口腔疾病、腮腺疾病、面部美容等。

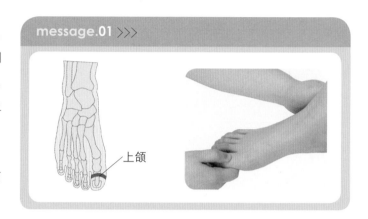

message.01 >>>

上颌

02 下颌

- **解剖**：下颌位于下牙的根部，腭骨与下颌骨的连接处，包括下颌三叉神经分布区。
- **定位**：双脚脚背蹞趾趾间横纹后方的带状区域。
- **手法**：蹞指推掌法。

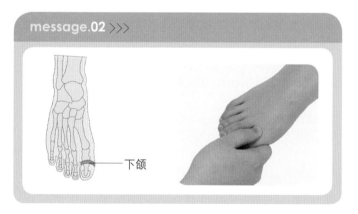

message.02 >>>

下颌

由内向外，逐次加力，若要增加美容效果，可用拇指指端扣掐甲根及甲旁。

- **功用**：通经，活络，止痛，美容。
- **主治**：牙痛、口腔溃疡、打鼾、面部美容、下颌关节功能紊乱等。

03 扁桃体

- **解剖**：扁桃体位于咽喉处，由淋巴组织构成，是一个重要的免疫器官。
- **定位**：双脚脚背蹞趾近节趾骨，蹞长伸肌的左、右两侧。
- **手法**：拇指指腹按压法。

用双手拇指指端按压，逐次稍加力，定位要准确，要斜向上方用力按压。

● **功用**：消炎，增强机体免疫力。

● **主治**：上呼吸道感染、扁桃体炎、咽炎、喉炎、鼻炎等。

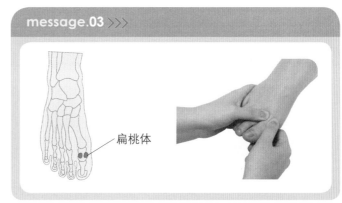

message.03 >>>

扁桃体

04 喉、气管及声带

● **解剖**：喉位于颈前部中间，上方借韧带连于舌骨，下方接气管。喉是呼吸道，又是发音器官；气管是略扁平的圆桶状管道，具有弹性，上端与喉相连，向下进入胸腔。食管是输送食物的肌性管道。

● **定位**：双脚脚背第1、2跖趾关节处。

● **手法**：单食指勾掌法。

以拇指固定，用食指内侧缘施力，力度以反射区产生酸痛为宜。逐次稍加力。

● **功用**：调理气血，泻火清音。

● **主治**：咽炎、扁桃体炎、声音嘶哑及其他上呼吸道感染、中风不语等。

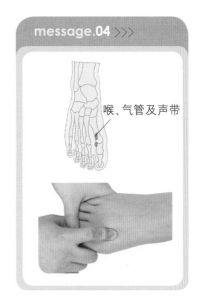

message.04 >>>

喉、气管及声带

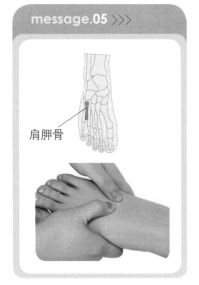

message.05 >>>

肩胛骨

05 肩胛骨

● **解剖**：肩胛骨位于背部的第2至第7肋骨之间。肩胛骨是呈三角形的扁骨。

● **定位**：位于双脚脚背第4、5跖骨间延伸到骰骨处稍向两侧分开的带状区域。

● **手法**：双手拇指推压法。

自远而近，双手其余四指置于脚底起辅助作用；用拇指指腹推，动作协调，力度均匀并逐次稍加力。

● **功用**：活血，通络，止痛。

● **主治**：肩周炎、肩部酸胀疼痛、肩颈综合征、肩关节活动障碍等。

06 胸部淋巴腺

● **解剖**：胸部淋巴腺包括胸导管、乳糜池、胸腺等。胸腺是一个淋巴器官，兼有内分泌功能。

● **定位**：双脚脚背第1、2跖骨之间，延伸至第1、2趾蹼处。

● **手法**：拇指推掌法。

　　由远而近，逐次加力，操作时要沿第1跖骨外侧用力向上推，会出现麻胀感。

● **功用**：扶正祛邪，增强机体免疫力。

● **主治**：各种炎症、发热、胸痛、免疫力低下。

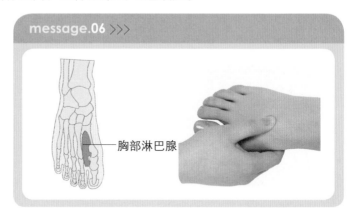

message.06 >>>

胸部淋巴腺

07 内耳迷路

● **解剖**：内耳迷路位于内耳，由构造复杂的弯曲管道组成，故称为内耳迷路。内耳有前庭神经，能传导平衡感觉冲动，也称平衡器官。

● **定位**：双脚脚背第4、5趾蹼至第4、5跖趾关节之间。

● **手法**：拇指推掌法。

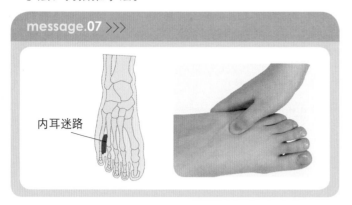

message.07 >>>

内耳迷路

　　推时由远而近，逐次加力以出现麻胀感为宜。

● **功用**：平肝益肾，调理阴阳。

● **主治**：头晕、晕车、晕船、梅尼埃病、耳鸣、耳聋、高血压、低血压等。

08 胸（乳房）

● **解剖**：胸的上界位于由胸骨颈动脉切迹，锁骨肩锁关节至第7颈椎脊突的连线，胸的下界相当于胸廓下口。

● **定位**：双脚脚背第2、3、4趾蹼至第2、3、4跖骨底的类圆形区域。

● **手法**：拇指推掌法。

从轻到重，由远至近，要用双手拇指指腹推，接触面积宜大些；对疲劳、失眠、更年期综合征者，推摩次数可增至数十次。

● **功用**：清热解毒，抗癌护胸。

● **主治**：胸痛、乳腺炎、乳腺癌、乳汁不足、失眠、更年期综合征等。

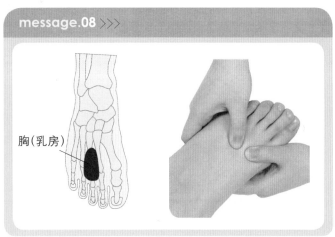

message.08 >>>

胸（乳房）

09 肋骨

● **解剖**：肋骨、第11及第12对肋软骨，游离于腹壁肌层中，也称为浮肋。

● **定位**：内侧肋骨反射区位于脚背第1、2楔骨与舟骨之间，外侧肋骨反射区位于骰骨、舟骨与距骨之间。

● **手法**：拇指指腹按压法。

逐次加力，摸准穴位后用拇指指腹定点顶压；力度均匀并由轻逐次加重；若用拇指指端用力扣点时，有时可有明显放射到肋骨的感觉。

● **功用**：宽胸理气，平肝止痛。

● **主治**：胸闷、胸痛、肋软骨炎、肋骨损伤等。

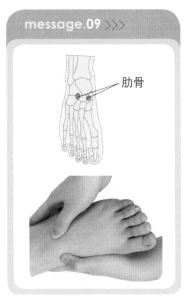

message.09 >>>

肋骨

10 上身淋巴结

● **解剖**：上身淋巴结，指肚脐以上、颈部以下，包括胸部与上肢的淋巴结，是重要的免疫器官。

● **定位**：位于双脚外踝与腓骨、距骨的凹陷部位。

● **手法**：拇指指腹按压法。

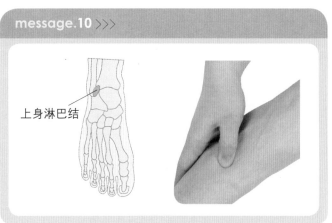

message.10 >>>

上身淋巴结

用拇指尺侧缘挤压，另一手握住脚前部，做踝关节的背伸与跖屈动作；用拇指摸准该区的骨缝，当脚屈伸时拇指尺侧缘轻轻挤入，以有酸胀感为度。

● **功用**：扶正祛邪，增强机体免疫力。

● **主治**：各种炎症、发热、免疫功能低下等。

⑪ 下身淋巴结

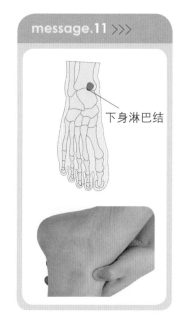

message.11 >>>

下身淋巴结

● **解剖**：下身淋巴结指肚脐以下，包括腰部、盆腔部及下肢的淋巴系统。下身淋巴结是重要的免疫器官。

● **定位**：双脚内踝与胫骨前肌肌腱形成的凹陷中。

● **手法**：拇指指腹按压法。

用拇指尺侧缘挤入内踝前下方的凹陷中，以出现酸胀为度。

● **功用**：扶正祛邪，增强机体免疫力。

● **主治**：各种炎症、发热、下肢浮肿、踝部肿胀、蜂窝组织炎，还有增强免疫力、抗癌等作用。

⑫ 横膈膜

● **解剖**：横膈膜是胸腔和腹腔之间的圆顶形扁薄的阔肌，分隔胸腔和腹腔。

● **定位**：双脚脚背第1至第5跖骨底部与楔骨、骰骨之间，横跨脚背的带状区域。

● **手法**：食指刮压法。

自脚背中央向两侧刮压，力度以出现酸胀为度。

● **功用**：降逆和胃。

● **主治**：腹胀、呕吐、消化系统疾病、循环系统疾病、呼吸系统疾病、膈肌痉挛、哮喘等。

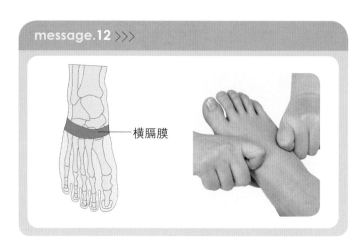

message.12 >>>

横膈膜

part 04 ▶▶

百病从脚养，

对症按摩有奇效

通过按摩脚底，能够调节内分泌，清火解毒，并具有非常明显的抗衰老作用，对爱美的女士来说不失为天然的美容健体方式；且能提高人体脏器的生理功能，对于稳固男 性气、血、精、液具有十分显著的作用；对于老年人来说，可以静心安神，通达正气，消除病邪；而对于生长发育中的幼儿来说，更可以固本培元，促进生长，防病健体。

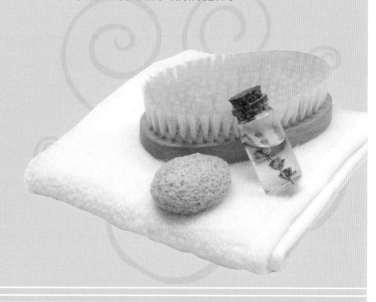

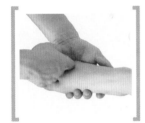

反射区按摩，"足"治百病

● massage

人 吃五谷杂粮免不了生病，感冒、发烧、咽喉疼痛等常见疾病更是经常不请自来。但现代人工作繁忙，很少能抽出时间去医院看病治疗，所以很多时候人们就会选择自购药物来进行自我治疗，虽然在药物的作用下有时病情可以得到缓解，但俗话说"是药三分毒"，一些药物会产生一些副作用，比如昏昏欲睡、精神萎靡等，导致日常的工作受到更大的影响。人们期冀一种科学、绿色的保健方式，于是脚部按摩应运而生。

日常生活中人们经常会遇到的疾病，多是由于在工作、学习、生活等环境中所遇到的物理和化学因素以及微生物感染而引发的。此外，不良的饮食习惯与心理上的压力也可能是引发疾病的原因。那么，脚部按摩是如何为我们解决那些与我们日常生活紧密相关的健康隐患的呢？我们又如何让自己掌握这些解决隐患的知识呢？

常见病症分门别类治疗 | massage

在本部分内容中，我们把各种常见疾病进行系统分类，由内而外，由表及里；小到头疼脑热、牙痛感冒，大到头晕目眩、骨质增生，全面系统地将各种病症的概念、高发人群以及如何通过"脚部按摩"使各疾病得到治疗的方式给予介绍。例如，在对待感冒这一常见病症的问题上，先详细地叙述了普通感冒以及流行性感冒的发病原因、传播途径以及发病时的发热、剧烈头痛、全身酸痛等症状，进而指出脚部按摩在治疗感冒时可以发挥的作用，然后列举出准确的反射区以及穴位，详细地说明按摩的手法，综合以上几点，就可以掌握治愈感冒的按摩方法了。

按摩辅助治疗，事半功倍 | massage

我们不仅展示了各种日常疾病的发病原因，以及在脚部按摩理疗过程中的按摩技巧与反射区位置，同时还介绍了加强脚部按摩作用以及进行辅助治疗的中药外用方，使你达到"内外双修"的全方位治疗与保健的功效。例如，在通过脚部按摩治疗哮喘的同时，我们还列举了可以服的中药，如鱼腥草、紫苏子、五味子、地龙、沉香，按药方选取后，进行适时的煎制，饮用后可起到辅助治疗的效果。

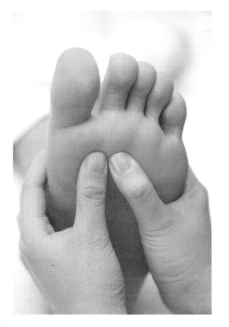

除此之外，我们还对一些慢性或顽固性疾病的调护方法给予了恰当的建议。我们知道，治疗只在一时，而调理却是长期的。从很大层面上来说，持续并有效的调理是极有可能将顽疾根治的。因此，此部分内容所涉及的一些调理方式，也需你细细品读。例如，多发于20~45岁青壮年人群的类风湿性关节炎，在进行脚部按摩治疗的同时，患者还必须进行适当的体育锻炼，同时不宜过度疲劳，注意保暖；在食物的选取上也应避免食用寒性食物。在治疗如糖尿病这种疾病的时候，除了靠脚部按摩来获得病情缓解外，还必须注意饮食上的禁忌和合理搭配以及保持心态的平和等。

妇科、男科、儿科疾病都有效 |massage

在本部分内容里，我们还专门为妇科、男科、儿科分别列出了常见病症在脚部按摩领域的解决方案，对于女性月经不调、盆腔炎，男性的阳痿、遗精等病症都给出了治疗方法。另外，我们知道，为人父母者最关心的就是躺在自己怀抱中的孩子的健康，孩子的某些病症也是可以通过脚部按摩来改善的，例如经常发生在孩子身上的小儿厌食以及尿床等问题，都可以通过脚部按摩解决。

脚部按摩知识的掌握过程与其他知识获取的过程一样，是需要逐步积累、循序渐进的，不过，它又确实与其他知识在获取方式上有所不同，因为在掌握脚部按摩的过程里，你不是单纯地通过文字以及图片的阅读来汲取与健康有关的知识，而更多的是在阅读的同时，边读边用，学以致用，从而获得脚部按摩技巧和实实在在的健康。

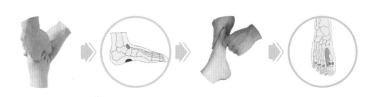

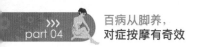
● chapter 01　脚部按摩治疗内科病症　>>

01 | 感冒

　　普通感冒是多种病毒引起的呼吸道传染病；流行性感冒简称"流感"，是由流感病毒引起的一种急性呼吸道传染病。感冒四季皆可发病，主要通过飞沫传播。流感的临床特点为起病急、全身症状明显，如发热、剧烈头痛、全身酸痛，而呼吸道症状较轻。婴幼儿、老年人及身体虚弱者发病后易并发肺炎等症。普通感冒与流感均属于中医学外感病时行感冒的范畴。

　　脚部按摩对感冒有较好的疗效，按摩脚部穴位不但能增强免疫功能，而且能增强机体的各项生理功能，使机体发挥其自身的抗病能力，抵抗病毒和细菌的感染，以达到治病的目的。这是单纯药物疗法所不能达到的。

选用反射区

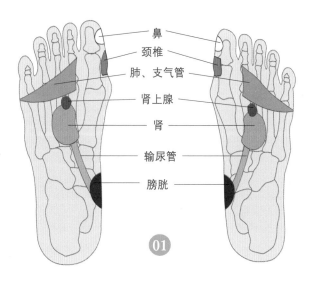

鼻
颈椎
肺、支气管
肾上腺
肾
输尿管
膀胱

01

胸部淋巴腺
喉
颈部淋巴结

02

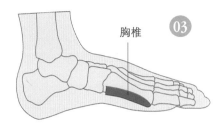

胸椎

03

◆**病理反射区** 肾上腺、肾、输尿管、膀胱、鼻、颈部淋巴结、肺、支气管、胸部淋巴腺、喉、胸椎、颈椎等。

⊕ 按摩方法　每次按摩15~20分钟，每日2次，5~7天为1疗程。

● **01** 依次食指扣拳法顶压肾和肾上腺反射区各50次，向脚跟方向顶压。

● **02** 拇指指腹推压法推按输尿管反射区。

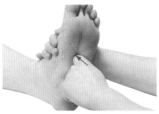

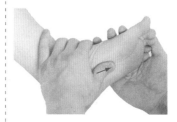

1-1 顶压肾反射区　　　　1-2 顶压肾上腺反射区　　　　推按输尿管反射区

● **03** 食指扣拳法顶压膀胱、鼻、颈部淋巴结反射区各50次。

3-1 顶压膀胱反射区　　　3-2 顶压鼻反射区　　　　3-3 顶压颈部淋巴结反射区

● **04** 由脚外侧向脚内侧拇指推压法推按肺、支气管反射区50次。

● **05** 食指扣拳法顶压胸部淋巴腺和喉反射区各50次。

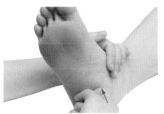

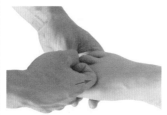

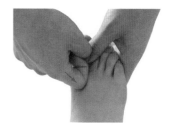

推按肺支气管反射区　　　5-1 顶压胸部淋巴腺反射区　　5-2 顶压喉反射区

● **06** 拇指指腹推压法推按颈椎和胸椎反射区各30次。

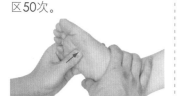

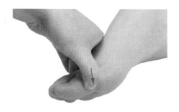

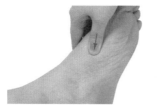

6-1 推按颈椎反射区　　　6-2 推按胸椎反射区

⊕ 调 护

▶治疗期间应注意休息。夏日可以将藿香、佩兰泡茶饮用，以加强发汗解表的作用；冬季可煮生姜、大枣、红糖水，以助祛寒解表之功。

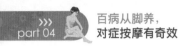

● chapter 01 脚部按摩治疗内科病症 ▷▷

02│慢性支气管炎

慢性支气管炎是一种常见病、多发病，该病常为病毒感染，继之合并细菌感染。其主要临床表现为慢性或反复性咳嗽、咯痰，冬季加重，夏季缓解，持续两年以上。部分患者有哮喘症状，称为"喘息性支气管炎"。

一般来说，关于慢性支气管炎，老年人发病率高，北方高于南方，农村高于城市，吸烟者高于不吸烟者，以咳嗽咯痰为主症，部分患者伴有喘息，每年发作累计3个月以上，并持续两年或两年以上者，属于中医学"咳嗽"、"悬饮"、"喘证"等范畴。

从中医学理论来看，慢性支气管炎主要与肺、脾、肾、肝等内脏功能失调有关。因此，慢性支气管炎的治疗应以增强患者体质，提高其机体免疫力，调节各脏腑功能为主。

✚ 选用反射区

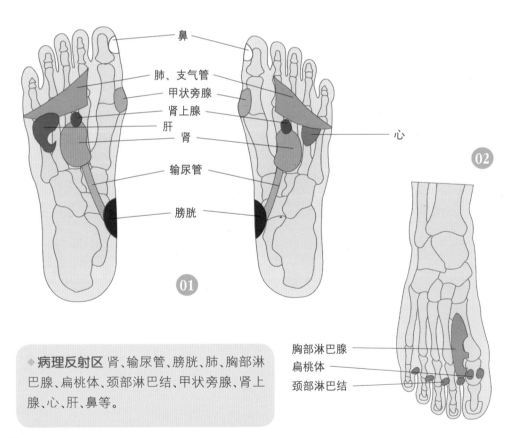

鼻

肺、支气管
甲状旁腺
肾上腺
肝
肾
心
输尿管
膀胱

01

02

胸部淋巴腺
扁桃体
颈部淋巴结

◆**病理反射区** 肾、输尿管、膀胱、肺、胸部淋巴腺、扁桃体、颈部淋巴结、甲状旁腺、肾上腺、心、肝、鼻等。

按摩方法

每次按摩30～40分钟，每日1次，10～15天为1疗程。

01 依次食指扣拳法顶压肾、肾上腺、膀胱反射区各50次，用力可以稍重，以酸痛为度。

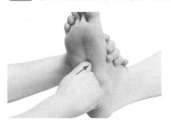
1-1 顶压肾反射区

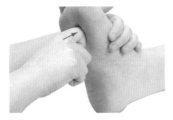
1-2 顶压肾上腺反射区

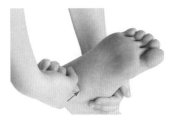
1-3 顶压膀胱反射区

02 由脚趾向脚跟方向拇指指腹推压法推按输尿管反射区50次，用力和速度要均匀，每分钟30～50次。

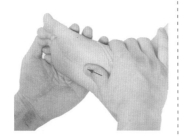
推按输尿管反射区

03 依次食指扣拳法顶压肺、胸部淋巴腺、扁桃体、颈部淋巴结、甲状旁腺、心、肝脏、鼻反射区各50次。

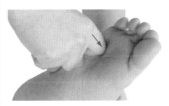
3-1 顶压肺反射区

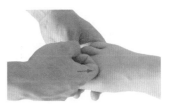
3-2 顶压胸部淋巴腺反射区

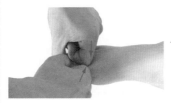
3-3 顶压扁桃体反射区

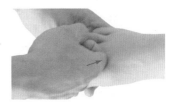
3-4 顶压颈部淋巴结反射区

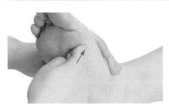
3-5 顶压甲状旁腺反射区

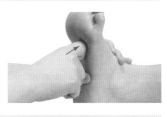
3-6 顶压心脏反射区

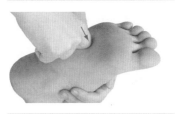
3-7 顶压肝反射区

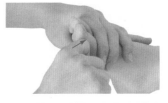
3-8 顶压鼻反射区

中药外用方

消咳定喘膏：白芥子30%，川椒目30%，细辛15%，延胡索15%，甘遂10%。各药研成细末，用生姜汁、白酒、水（各等份）调成糊状。外敷定喘、风门、肺俞（双侧）。每年初伏、二伏、三伏各第1天，一九、二九、三九各第2天，1年6次为1疗程，连续2个疗程。适用于各种慢性支气管炎。

● chapter 01 脚部按摩治疗内科病症 >>>

03 哮喘

哮喘是一种以呼吸急促、哮鸣有声、张口抬肩、难以平卧为特征的反复发作的肺系疾病。哮与喘在症状上略有不同，喘指呼吸困难，哮指喉中哮鸣，临床上不易区分，多同时并发，其病因病机也大致相似。支气管哮喘可自行缓解或治疗后缓解。严重发作持续24小时不缓解者，则为哮喘持续状态，属急危重症。

中医认为，哮喘的形成主要是由于气机升降出纳失常所致，并且与肺、肾二脏的功能状况密切相关，若肺肾功能失常，再遇诱发因素，就会扰乱气机的升降出纳，从而发生哮喘。

脚部按摩疗法是防治哮喘常用的辅助方法，具有治本之功。对于慢性病人来说，要坚持长期治疗，如能在季节变化之前给予预防性治疗，常能使发作减轻、减少或不出现急性发作。

➕ 选用反射区

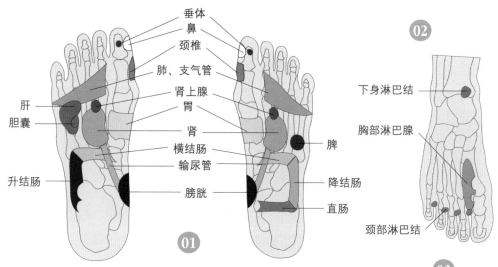

垂体
鼻
颈椎
肺、支气管
肾上腺
胃
肾
横结肠
输尿管
膀胱

肝
胆囊
升结肠

脾
降结肠
直肠

下身淋巴结
胸部淋巴腺
颈部淋巴结

01

02

◆ **病理反射区** 肾、肾上腺、垂体、输尿管、膀胱、肺、鼻、颈部淋巴结、胸部淋巴腺、下身淋巴结、横结肠、降结肠、升结肠、直肠、颈椎、胸椎、胃、胆囊、肝、脾等。

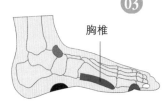

胸椎

03

🔵 按摩方法　每次按摩30～40分钟，每日1次，10～15天为1疗程。

01 食指扣拳法顶压肾、肾上腺、垂体、膀胱反射区各50次，按摩力度以局部胀痛为宜。

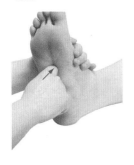 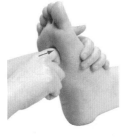 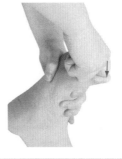 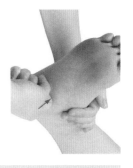

1-1 顶压肾反射区　　　1-2 顶压肾上腺反射区　　　1-3 顶压垂体反射区　　　1-4 顶压膀胱反射区

02 由脚趾向脚跟方向拇指指腹推压法推按输尿管反射区50次。推按速度以每分钟30～50次为宜。

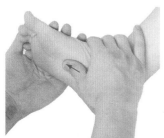

推按输尿管反射区

03 拇指指腹推压法推按肺、支气管反射区50次。

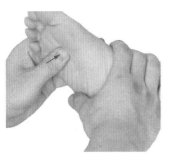

推压肺、支气管反射区

04 食指扣拳法顶压鼻、颈部淋巴结、胸部淋巴腺、下身淋巴结反射区各50次。

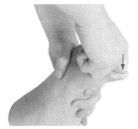 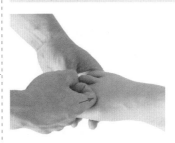

4-1 顶压鼻反射区　　　　4-2 顶压颈部淋巴结反射区

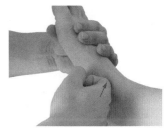

4-3 顶压胸部淋巴腺反射区　　　4-4 顶压下身淋巴结反射区

➕ 调护

▶患者应积极锻炼身体，改善体质，防止受凉及过度疲劳。有过敏性病史者，应积极查明过敏原，避免再次吸入、接触或食入。饮食一般宜清淡，忌食辛辣厚味，戒烟酒，对鱼、虾、螃蟹等易致过敏的"发物"应慎食。

05 由脚跟向脚趾方向拇指指腹推压法推按升结肠反射区50次，从右向左推按横结肠反射区50次，从脚趾向脚跟方向推按降结肠反射区50次，从脚外侧向脚内侧推按直肠反射区50次，依次进行。

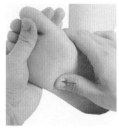 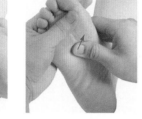 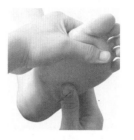 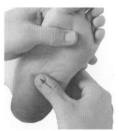

5-1 推压升结肠反射区　　5-2 推压横结肠反射区　　5-3 推压降结肠反射区　　5-4 推压直肠反射区

06 食指扣拳法顶压颈椎、胸椎、胃、胆囊、肝、脾反射区各30次。

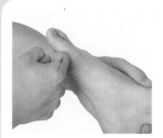 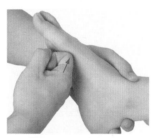 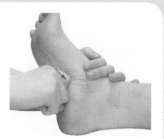

6-1 顶压颈椎反射区　　　6-2 顶压胸椎反射区　　　6-3 顶压胃反射区

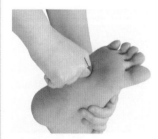 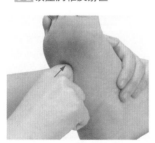 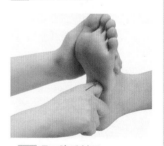

6-4 顶压胆囊反射区　　　6-5 顶压肝反射区　　　6-6 顶压脾反射区

中药外用方

1 鱼腥草60克，紫苏子30克，五味子20克，地龙30克，鸡蛋2个。加水适量，煎煮3分钟，再加入沉香10克，稍煎，去渣取液，温洗双脚，吃鸡蛋，每晚1次。具有清热解毒、止咳的作用。

2 白芥子、延胡索各20克，甘遂、细辛各10克，共研为末，加麝香0.6克，和匀，在夏季三伏中，分3次用姜汁调敷肺俞、膏肓、百劳等穴，约1~2小时去除，每10日敷1次。

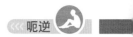

● chapter 01　脚部按摩治疗内科病症 ▷▷

04 | 呃逆

　　呃逆，俗称打嗝，是气逆上冲，喉间呃呃连声，声短而频，不能自制的一种症状。呃逆的发生有很多原因，正常人在进食过程中食用过冷或过热的食物时，会发生呃逆现象。这种呃逆可自愈，不用特殊治疗。呃逆也可由多种因素引起，如脑血栓形成、脑炎、中暑、胃炎及肺部或胸膜病变，病后体虚、劳累过度、药物过敏等。

　　本节介绍如何用脚部按摩来治疗一般的呃逆。对于由疾病引起的呃逆，应积极治疗原发病，辅以脚部按摩，以止呃逆。

选用反射区

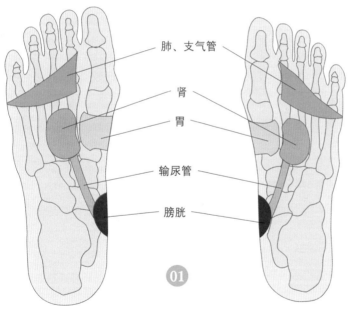

肺、支气管

肾

胃

输尿管

膀胱

01

02

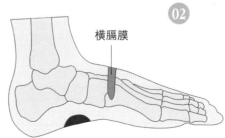

横膈膜

◆ **病理反射区** 横膈膜、胃、肾、输尿管、膀胱、肺等。

按摩方法　每次按摩15~20分钟，每日2次，5~7天为1疗程。

01 拇指指腹按压法按压横膈膜、胃反射区，以患者感觉局部胀痛难忍为佳。

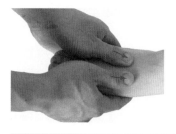

1-1 按压横膈膜反射区　　　1-2 按压胃反射区

02 拇指指腹推压法推按输尿管反射区50次。

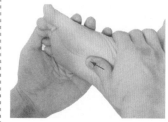

推按输尿管反射区

03 食指扣拳法顶压肾、膀胱反射区各50次，按摩力度以局部胀痛为宜。

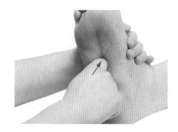

3-1 顶压肾反射区　　　3-2 顶压膀胱反射区

04 拇指指腹推压法推按肺反射区50次。

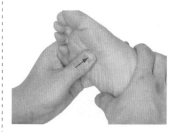

推压肺、支气管反射区

➕ 调护

▶精神调节：保持精神舒畅，避免情绪过激。

▶适寒温，慎避外邪。

▶饮食调摄：宜清淡，易消化，忌生冷、辛辣、肥腻之品，避免饥饱无常。

▶脚部按摩治疗呃逆疗效较好。对于一般性呃逆，运用上述方法即可止呃。个别呃逆患者，经按摩仍未完全停止，可延长按摩时间至呃逆停止。

🍃 中药外用方

1 组成：白萝卜、生姜各适量。用法：将白萝卜、生姜分别洗净，捣烂取汁，饭后饮用1小杯。

2 组成：红枣10枚，生姜10克，陈皮6克，麻雀3只。用法：将麻雀去毛和内脏、洗净，与红枣、陈皮一起在砂锅内炖熟，食肉饮汤。每天1次，连服3~5天。

3 组成：柿蒂3个，丁香5克，人参6克。用法：上药研细末，水煎取汁，饭后服用。

4 组成：南瓜蒂4个，陈皮10克，生姜10克。用法：上药研细末，水煎取汁，饭后服用。

● chapter 01 脚部按摩治疗内科病症 >>

05 | 慢性胃病

慢性胃病一般包括慢性胃炎、胃及十二指肠溃疡和胃神经症。慢性胃炎是以胃黏膜非特异性慢性炎症为主要病理变化的慢性胃病，其发病率在各种胃病中居首位。发病率随年龄增长而增高，故老年人多发此病。

慢性胃炎的主要症状是上腹痛，规律性不明显，有食后上腹部不适、饱胀、嗳气、恶心、嘈杂等症状。胃溃疡好发于胃小弯，疼痛多在食后半小时至两小时之间发生；十二指肠溃疡多为夜间痛，吃点东西后就能缓解；溃疡病的其他伴随症状有吞酸、嘈杂及神经症状。胃神经症是一种胃神经功能性疾病，常见于神经兴奋型的病人，发作与精神情绪有关，以突然而剧烈的胃痉挛性疼痛为主症。

中医认为慢性胃病的病位在胃，与肝、脾二脏关系密切，气候寒冷、饮食不节、情志不调常是此类疾病的重要诱因。慢性胃病大多可求治于脚部按摩疗法，疗效较好。脚部按摩重在调节胃、脾、肝三脏的功能。

选用反射区

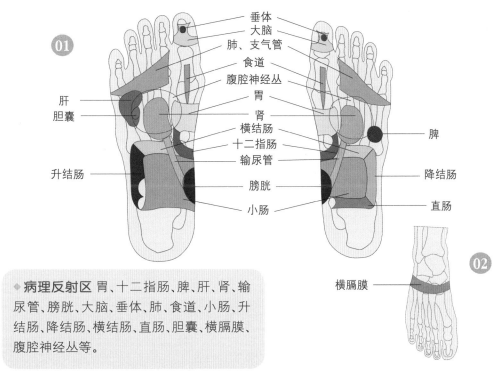

01

垂体
大脑
肺、支气管
食道
腹腔神经丛
胃
肾
横结肠
十二指肠
输尿管
膀胱
小肠

肝
胆囊

升结肠

脾

降结肠

直肠

02

横膈膜

◆ **病理反射区** 胃、十二指肠、脾、肝、肾、输尿管、膀胱、大脑、垂体、肺、食道、小肠、升结肠、降结肠、横结肠、直肠、胆囊、横膈膜、腹腔神经丛等。

按摩方法 每次按摩30～40分钟，每日1次，10～15天为1疗程。

01 食指扣拳法依次顶压胃、十二指肠、脾、肝、肾、膀胱反射区各50次，按摩力度以局部胀痛为宜。

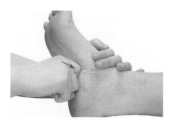

1-1 顶压胃反射区

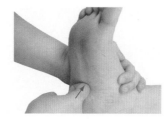

1-2 顶压十二指肠反射区

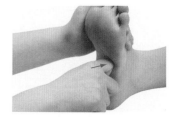

1-3 顶压脾反射区

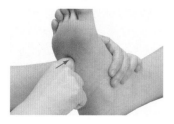

1-4 顶压肝反射区

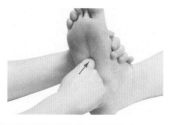

1-5 顶压肾反射区

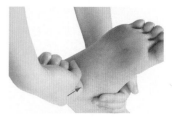

1-6 顶压膀胱反射区

02 指腹推压法推按输尿管反射区50次。

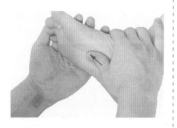

推压输尿管反射区

03 拇指指腹推压法推按肺、支气管反射区50次。

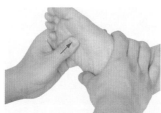

推按肺、支气管反射区

04 食指扣拳法顶压大脑、垂体反射区各50次。

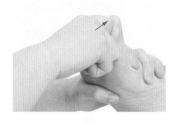

4-1 顶压大脑反射区

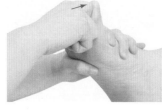

4-2 顶压垂体反射区

➕ 调护

▶生活规律，养成良好的饮食规律，忌暴饮暴食，饥饱无常。胃痛发作时进流质或半流质食物，少食多餐，以清淡易消化食物为主，忌食粗糙多纤维食物，尽量避免进食浓茶、咖啡和辛辣食物，进食时宜细嚼慢咽。

▶保持精神舒畅，避免精神紧张、恼怒。

▶避免服用对胃肠有刺激的药物，如水杨酸、肾上腺皮质激素等。

▶少吃油炸食物，因为这类食物不容易消化，会加重消化道的负担。

05 食指扣拳法顶压食道、小肠、胆囊反射区各50次。

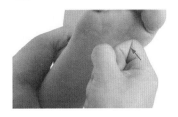

5-1 顶压食道反射区

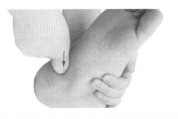

5-2 顶压小肠反射区

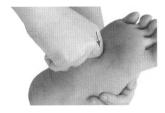

5-3 顶压胆囊反射区

06 依次进行脚跟向脚趾方向拇指指腹推压法推按升结肠反射区50次，从右向左推按横结肠反射区50次，从脚趾向脚跟方向推按降结肠反射区50次，从脚外侧向脚内侧推按直肠反射区50次。

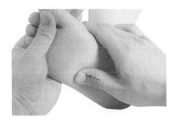

6-1 推按升结肠反射区

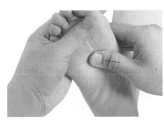

6-2 推按横结肠反射区

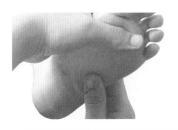

6-3 推按降结肠反射区

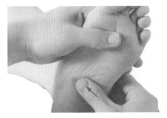

6-4 推按直肠反射区

中药外用方

1 生川乌10克，生草乌10克，白芷12克，白及12克。加水煎煮，去渣取液，温洗双脚，每日1～2次，每次15分钟。可以治疗胃溃疡、急慢性胃炎引起的疼痛。

2 将猴头菌洗净去蒂，将菌内残水挤压干净，再切成2毫米厚片待用。把母鸡去头脚，剁方块，放入炖盅内，加入姜片、葱白、绍酒、清汤，上放猴头菌片和浸软洗净的黄芪、党参、大枣，用文火慢慢炖，直至肉熟烂为止，调味后即可食用。

07 双食指刮压法刮压横膈膜反射区，由轻到重，至局部有酸胀感为度。

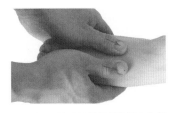

刮压横膈膜反射区

08 用四指刮压法刮压腹腔神经丛反射区。食、中、无名、小指屈曲，以近侧指间关节背侧由脚趾向脚跟方向刮压，力度由轻到重，以局部有酸胀感或局部发热为度。

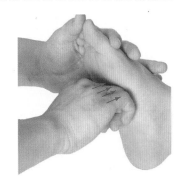

刮压腹腔神经丛反射区

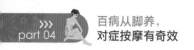

●chapter 01 脚部按摩治疗内科病症 ❯❯❯

06 | 胃下垂

胃下垂是指站立时胃下缘达盆腔。本病多见于体型瘦长、腹壁松弛、腹肌瘦薄者，也可见于经产妇、慢性消耗性疾病患者，以及多次腹部手术有切口疮者和长期卧床少动者。

轻度胃下垂多无症状，中度以上是由于胃肠动力差，排空减慢，常表现为上腹不适、易饱胀、痞满、嗳气、厌食、恶心、便秘等症状，常伴有其他内脏下垂，如肾下垂、子宫下垂等。有时腹部深部有隐痛感，常于餐后、久立及劳累后症状加重，平卧后常可减轻，或有站立性昏厥、低血压、心悸等"循环无力症"的表现。

中医认为本病主要是由于脾胃不健、中气下陷所致。脚部按摩以健脾和胃、益气举陷为原则。

➕ 选用反射区

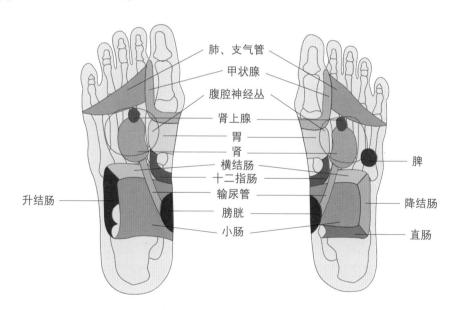

肺、支气管
甲状腺
腹腔神经丛
肾上腺
胃
肾
横结肠
十二指肠
输尿管
膀胱
小肠
脾
升结肠
降结肠
直肠

◆**病理反射区** 胃、十二指肠、肾、肾上腺、输尿管、膀胱、肺、脾、腹腔神经丛、甲状腺、小肠、升结肠、横结肠、降结肠、直肠。

按摩方法

每次按摩30～40分钟，每日1次，10～15天为1疗程。

01 依次食指扣拳法顶压胃、十二指肠、肾、肾上腺、膀胱反射区各50次，按摩力度以局部胀痛为宜。

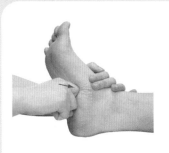

1-1 顶压胃反射区

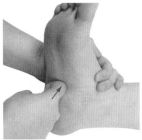

1-2 顶压十二指肠反射区

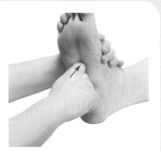

1-3 顶压肾反射区

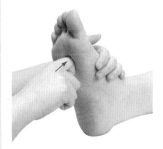

1-4 顶压肾上腺反射区

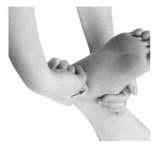

1-5 顶压膀胱反射区

02 由脚趾向脚跟方向拇指指腹推压法推按输尿管反射区50次。

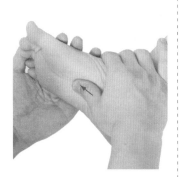

推压输尿管反射区

03 由脚内侧向脚外侧用拇指指腹推压法推按肺、支气管反射区50次。

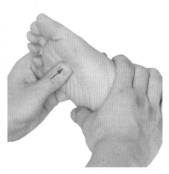

推按肺、支气管反射区

+ 调护

▶患者应加强营养，但不要暴饮暴食，宜少食多餐，少吃有刺激性、难于消化的食物。注意生活规律，饭后可作短时间平卧休息。要持之以恒，坚持不懈地加强腹肌锻炼，纠正不良体位。必要时用胃托进行辅助治疗。

▶每天早晚各做10～20次的深呼吸，是加强腹肌、改善胃下垂的简便有效的方法。

04 食指扣拳法顶压脾、腹腔神经丛反射区各50次。

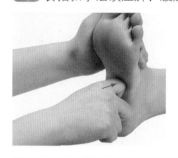

4-1 顶压脾反射区

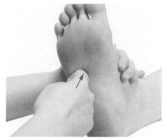

4-2 顶压腹腔神经丛反射区

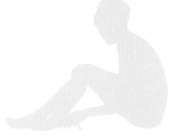

05 从脚趾向脚跟方向拇指指腹推压法推按小肠反射区50次，由脚跟向脚趾方向推按升结肠反射区50次，从右向左推按横结肠反射区50次，从脚趾向脚跟方向推按降结肠反射区50次，从脚外侧向脚内侧推按直肠反射区50次，依次进行。

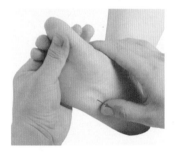

5-1 推按小肠反射区

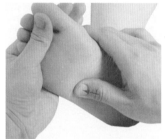

5-2 推按升结肠反射区

5-3 推按横结肠反射区

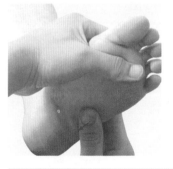

5-4 推按降结肠反射区

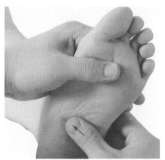

5-5 推按直肠反射区

06 拇指指腹推压法推按甲状腺50次。

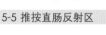

推压甲状腺反射区

中药外用方

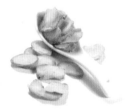

附子120克，五倍子90克，蓖麻子150克，细辛10克，以上药物捣烂后制成数个1.5厘米厚的药饼，分别贴于涌泉穴与百会穴，用纱布固定，2天换药1次，3次为1个疗程，可以治疗胃下垂。

● chapter 01 脚部按摩治疗内科病症

07 | 腹泻

腹泻是指排便次数增多，大便稀薄，甚至泻出如水样。腹泻超过两个月的称为"慢性腹泻"。慢性腹泻可由肠道炎症、肿瘤、用药不当、情绪波动及导致消化吸收障碍的一些疾病等引起。本症往往反复发作，久治不愈。轻者每日大便数次，重者每日大便可达10余次。大便可为水样或糊状，有的病人可能有脓血便，有的病人可能伴有腹胀、腹痛、食欲不振等症状。

中医学认为，腹泻的主要病变在于脾胃与大小肠的功能失调。脚部按摩治疗慢性腹泻应以健脾和胃，温肾壮阳，疏肝理气为主。

⊕ 选用反射区

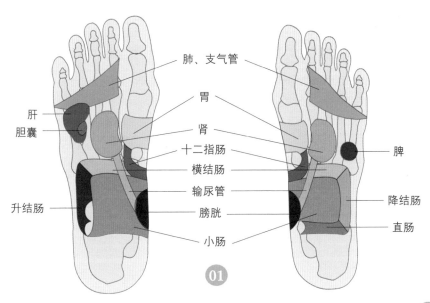

肺、支气管
胃
肾
十二指肠
横结肠
输尿管
膀胱
小肠
肝
胆囊
升结肠
脾
降结肠
直肠

01

02

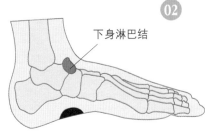

下身淋巴结

◆ **病理反射区** 肾、输尿管、膀胱、肺、脾、胃、小肠、升结肠、横结肠、降结肠、直肠、十二指肠、肝、胆囊、下身淋巴结等。

按摩方法

每次按摩30～40分钟，每日1次，10～15天为1疗程。

01 依次食指扣拳法顶压肾、膀胱反射区各50次，按摩力度以局部胀痛为宜。

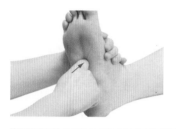

1-1 顶压肾反射区

1-2 顶压膀胱反射区

02 拇指指腹推压法推按输尿管反射区50次。

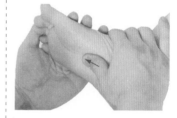

推按输尿管反射区

03 由脚内侧向脚外侧拇指指腹推压法推按肺、支气管反射区50次。

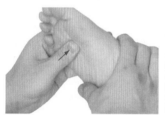

推按肺、支气管反射区

04 食指扣拳法顶压脾、胃、十二指肠反射区各50次。

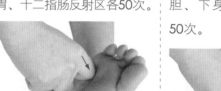

4-1 顶压脾反射区

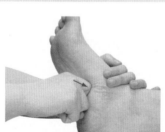

4-2 顶压胃反射区

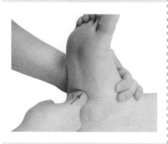

4-3 顶压十二指肠反射区

05 食指扣拳法顶压肝、胆、下身淋巴结反射区各50次。

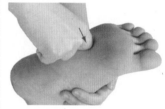

5-1 顶压肝反射区

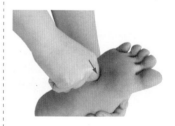

5-2 顶压胆囊反射区

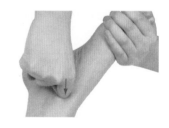

5-3 顶压下身淋巴结反射区

➕ 调护

▶ 饮食有节：以清淡、富营养、易消化的食物为主，适当服食山药、莲子、山楂、白扁豆、芡实等有止泻作用的食物。避免进食生冷、不洁及难消化或清肠润滑的食物。

▶ 急性泄泻，予流质或半流质食物，忌食辛辣厚味、荤腥油腻的食物；某些对牛奶、面筋等不耐受者应避免摄食。泄泻耗伤胃气者，予米粥以养胃气。

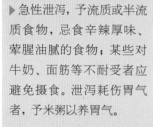

06 从脚趾向脚跟方向拇指指腹推压法推按小肠反射区50次，由脚跟向脚趾方向推按升结肠反射区50次，从右向左推按横结肠反射区50次，从脚趾向脚跟方向推按降结肠反射区50次，从脚外侧向脚内侧推按直肠反射区50次。

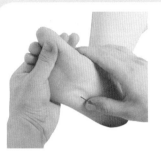
6-1 推按小肠反射区

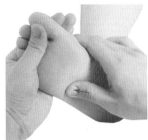
6-2 推按升结肠反射区

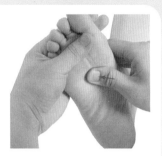
6-3 推按横结肠反射区

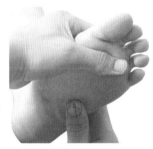
6-4 推按降结肠反射区

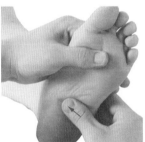
6-5 推按直肠反射区

中药外用方

1 无花果叶60克，加水2000毫升，煎煮至500毫升，去渣取液，温洗双脚。每日2次，每次30分钟，15天为1疗程。具有清利湿热、止泻的作用，适用于湿热泻者。

2 梧桐叶80克，加水2000毫升煎汤，去渣取液，温洗双脚。每日2次，每剂可连用2～3天。具有利湿止泻、清热解毒的作用，适用于泄泻者。

3 高粱壳90～150克，加水煎煮，去渣取液，温洗双脚。每天1次，连洗5～10天。具有止泻作用，适用于腹泻者。

4 五倍子30克，捣碎，醋调，敷脚心。每天1次，5天为一个疗程，具有固涩止泻的作用，用于慢性腹泻。

5 柿蒂20克，生姜15克、艾叶20克、盐30克，捣烂混匀，炒热后用布包熨脚心，熨冷再炒。每次20分钟，每天1～2次。有温中散寒，固肠止泻的作用。用于久泻不止之腹泻。

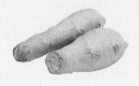

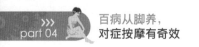

● chapter 01 脚部按摩治疗内科病症 >>>

08 | 便秘

当人们出现大便干燥、坚硬、量少、呈栗子状，排便间隔时间长并且困难时，称为"便秘"。便秘多数属于单纯性便秘，为肠道功能性紊乱。

中医认为，便秘与嗜食辛辣厚味、情志不畅、病后产后、年老体迈、气血不足等因素有关。现代医学研究表明，单纯性便秘可由腹肌无力、结肠痉挛、肠蠕动功能减退、直肠排便反射迟钝等因素造成。此病常给患者带来很大的痛苦，严重时还影响正常的工作和生活。

一般最容易有便意的时间是早饭以后。很多人由于饭后过分忙碌或精神紧张而抑制便意，由此而引起便秘。患便秘的人易疲劳、乏力、失眠、颈肩僵硬等，女性易出现月经不调、粉刺、雀斑、皮肤粗糙等症状。

➕ 选用反射区

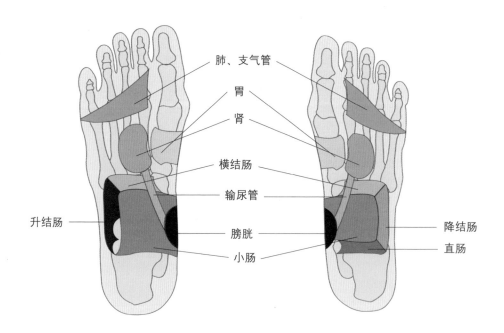

肺、支气管
胃
肾
横结肠
输尿管
升结肠
膀胱
小肠
降结肠
直肠

➡ **病理反射区** 肾、输尿管、膀胱、肺、胃、小肠、升结肠、横结肠、降结肠、直肠等。

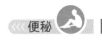

按摩方法

每次按摩30～40分钟，每日1次，15～20天为1疗程。

01 依次食指扣拳法顶压肾、膀胱反射区各50次，按摩力度以局部胀痛为宜。

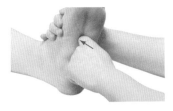

1-1 顶压肾反射区

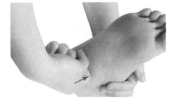

1-2 顶压膀胱反射区

02 拇指指腹推压法推按输尿管反射区50次。

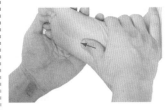

推按输尿管反射区

03 拇指指腹推压法推按肺、支气管反射区50次。

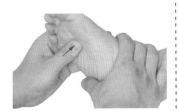

推按肺、支气管反射区

04 食指扣拳法顶压胃、小肠反射区各50次。

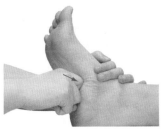

4-1 顶压胃反射区

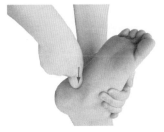

4-2 顶压小肠反射区

➕ 调护

▶ 患者同时要多吃含纤维素的食品，特别要养成良好的大便习惯，定时排便。如果便秘是其他疾病的一个兼症，请到附近的医院积极治疗原发病。脚部按摩可作为辅助方法。

▶ 尽量少用有轻泻作用的、所谓的具有清理肠道作用的保健品和番泻叶等来"润肠"。时间久了，大肠的自身功能就会退化而形成依赖性，成为恶性循环。尤其是年轻人更要注意。

05 由脚跟向脚趾方向拇指指腹推压法推按升结肠反射区50次，从右向左推按横结肠反射区50次，从脚趾向脚跟方向推按降结肠反射区50次，从脚外侧向脚内侧推按直肠反射区50次。

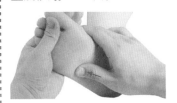

5-1 推压升结肠反射区

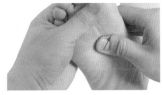

5-2 推压横结肠反射区

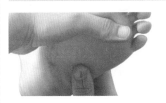

5-3 推压降结肠反射区

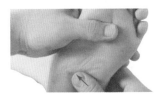

5-4 推压直肠反射区

● chapter 01 脚部按摩治疗内科病症 >>>

09 | 胆囊炎和胆石症

慢性胆囊炎是指胆囊的慢性炎症，病情呈慢性迁延性经过，主要危险因素有胆结石、细菌或病毒感染、寄生虫刺激胆囊。本病有时为急性胆囊炎的后遗症，但多数病例以往无急性发作史，在发现时即为慢性。

缓解期可无任何症状，有时可出现持续性上腹钝痛或不适感、恶心、嗳气、反酸、胆胀、胃部灼热、右肩胛区疼痛，上述表现在进食高脂或油腻食物后加重。属于中医学的"胁痛"、"胆心痛"、"肝气痛"、"黄疸"等范畴。

胆石症是常见的胆囊疾病，症状主要是上腹部或右上腹部持续性疼痛，严重时可有绞痛，同时伴有右上腹的闷胀不适，或有右肩疼痛、泛酸、嗳气、恶心、呕吐、食欲不振等。其发病与细菌感染、进食油腻食物、精神过度紧张以及受寒冷刺激有关。中医学认为胆囊炎和胆石症的发病主要与肝胆功能失调有关。

➕ 选用反射区

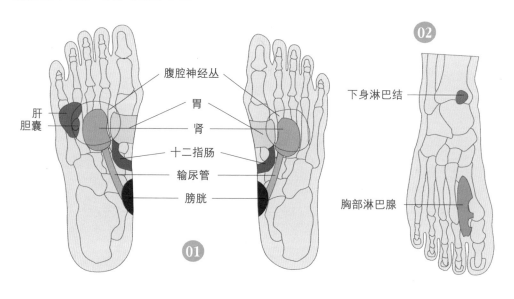

01

02

肝
胆囊
腹腔神经丛
胃
肾
十二指肠
输尿管
膀胱

下身淋巴结

胸部淋巴腺

◆**病理反射区** 肾、输尿管、膀胱、胆囊、肝、胃、十二指肠、胸部淋巴腺、下身淋巴结、腹腔神经丛、胸椎等。

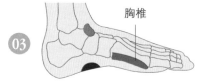

03

胸椎

✛ 按摩方法 每次按摩15～20分钟，每日2次，5～7天为1疗程。

01 依次食指扣拳法顶压肾、膀胱、胆囊、肝、胃、十二指肠反射区各50次，按摩力度以局部胀痛为宜。

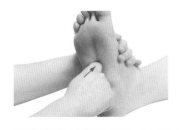

1-1 顶压肾反射区

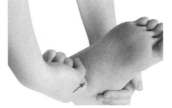

1-2 顶压膀胱反射区

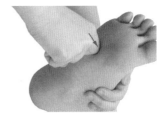

1-3 顶压胆囊反射区

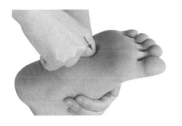

1-4 顶压肝反射区

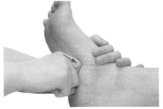

1-5 顶压胃反射区

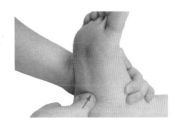

1-6 顶压十二指肠反射区

02 拇指指腹推压法推按输尿管反射区50次。

03 食指扣拳法顶压胸部淋巴腺、下身淋巴结、腹腔神经丛、胸椎反射区各50次。

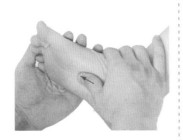

推按输尿管反射区

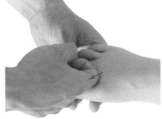

3-1 顶压胸部淋巴腺反射区

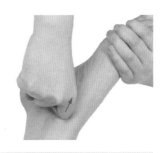

3-2 顶压下身淋巴结反射区

🍃 中药外用方

金钱草、郁金、鸡内金、龙胆草、枳壳各30克。上药共研细末，以苦猪胆汁调和成软膏状，外敷脚底涌泉穴。可治疗胆囊炎、胆石症。

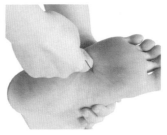

3-3 顶压腹腔神经丛反射区

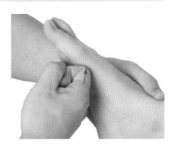

3-4 顶压胸椎反射区

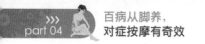
● chapter 01 脚部按摩治疗内科病症 >>>

10 | 慢性肝炎和肝硬化

　　慢性肝炎是指由肝炎病毒所引起的肝脏慢性炎症性传染病，病程达6个月以上。其主要临床症状有食欲不振、全身疲乏无力、肝区或右上腹胀痛、时好时坏、排便习惯改变、腹胀、腹泻、低热、失眠、体力明显下降，有肝掌及蜘蛛痣等。如治疗不及时或治疗不当，少数病人会发展为肝硬化。

　　肝硬化是一种常见的影响全身的慢性疾病，是由一种或多种致病因素长期或反复损害肝脏所致。常见的临床表现有食欲减退、恶心、呕吐、消化不良、体重减轻、疲乏无力、消瘦、头痛、头晕、失眠、腹痛、腹胀、腹泻、腹水、下肢浮肿、肝脾肿大、皮肤黧黑、粗糙、手掌发红、毛发脱落、上消化道出血、鼻出血、齿龈出血、紫癜、男性阳痿、女性月经失调等。

　　慢性肝炎和肝硬化属中医"黄疸"的范畴，应以药物等综合治疗为主。脚部按摩疗法配合使用护肝保肝药物，可较好地改善临床症状。

⊕ 选用反射区

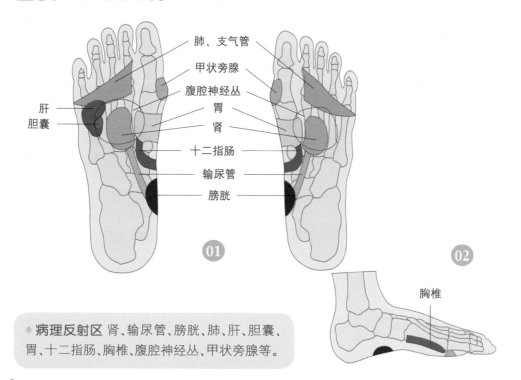

肺、支气管
甲状旁腺
腹腔神经丛
胃
肾
十二指肠
输尿管
膀胱

肝
胆囊

01

02

胸椎

◆ **病理反射区** 肾、输尿管、膀胱、肺、肝、胆囊、胃、十二指肠、胸椎、腹腔神经丛、甲状旁腺等。

⊕ 按摩方法 每次按摩30～40分钟，每日1次，10～15天为1疗程。

01 依次食指扣拳法顶压肾、肝、膀胱反射区各50次，按摩力度以局部胀痛为宜。

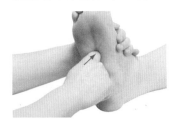

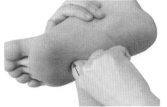

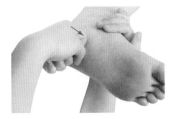

1-1 顶压肾反射区　　　　　1-2 顶压肝反射区　　　　　1-3 顶压膀胱反射区

02 拇指指腹推压法推按输尿管反射区50次。

03 拇指指腹推压法推按肺、支气管反射区50次。

⊕ 调护

▶在饮食方面，要注意保持营养平衡。

▶忌食油腻、坚硬及生冷食品，有过敏现象者，忌食发物如虾、蟹等。

▶同时要注意休息，减少体力劳动，避免劳累。

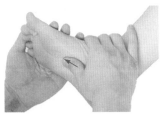

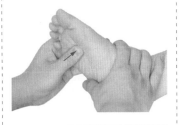

推按输尿管反射区　　　　　推按肺、支气管反射区

04 食指扣拳法顶压胆囊、胃、十二指肠、胸椎、腹腔神经丛、甲状旁腺反射区各50次。

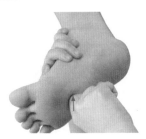

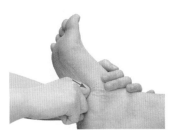

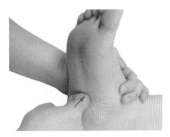

4-1 顶压胆囊反射区　　　　4-2 顶压胃反射区　　　　　4-3 顶压十二指肠反射区

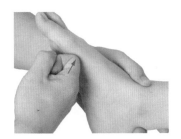

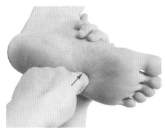

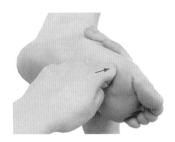

4-4 顶压胸椎反射区　　　　4-5 顶压腹腔神经丛反射区　　4-6 顶压甲状旁腺反射区

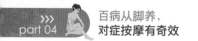
● chapter 01　脚部按摩治疗内科病症 >>>

11 | 慢性肾炎

　　慢性肾炎是由急性肾炎转变而来的，是一种常见的慢性肾脏疾患，以男性患者居多，病程持续1年以上，发病年龄大多在青壮年。慢性肾小球肾炎(简称慢性肾炎)临床特点为病程长，呈缓慢进行性发展，部分患者为隐袭起病。临床以血尿、蛋白尿、水肿、高血压和腰酸痛为主要表现。有的患者可无明显症状，有的可表现为大量蛋白尿(3.5克／24小时)，有的患者除有上述症状外，可出现高血压和不同程度的肾功能损害。慢性肾炎是导致慢性肾功能衰竭的主要原因之一。本病预后较差，应及时诊断与治疗。

　　慢性肾炎在中医属"尿血"、"腰痛"、"水肿"等范畴。　从中医临床辨证来看，多以脾肾阳虚为主。故脚部按摩以健脾补肾、利水消肿为主，通过刺激相应的穴位来增强排泄功能，促进水分、代谢产物和有毒物质的排出，并增强免疫功能。

➕ 选用反射区

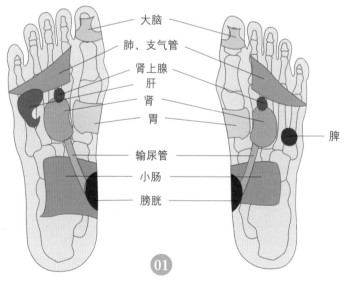

大脑
肺、支气管
肾上腺
肝
肾
胃
脾
输尿管
小肠
膀胱

01

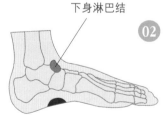

下身淋巴结

02

◆ **病理反射区** 肾、肾上腺、输尿管、膀胱、肺、脾、胃、小肠、肝、大脑、下身淋巴结等。

✚ 按摩方法　每次按摩30～40分钟，每日1次，10～15天为1疗程。

01 依次食指扣拳法顶压肾、肾上腺、膀胱反射区各50次，按摩力度以局部胀痛为宜。

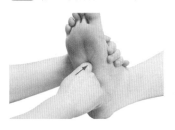 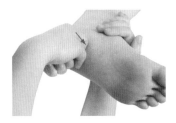

1-1 顶压肾反射区　　　　1-2 顶压肾上腺反射区　　　　1-3 顶压膀胱反射区

02 拇指指腹推压法推按输尿管反射区50次。

04 食指扣拳法顶压脾、肝、胃、小肠、大脑、下身淋巴结反射区各50次。

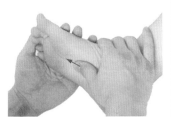 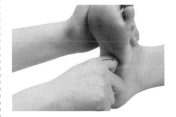 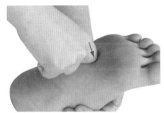

推按输尿管反射区　　　　4-1 顶压脾反射区　　　　4-2 顶压肝反射区

03 拇指指腹推压法推按肺、支气管反射区50次。

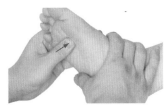 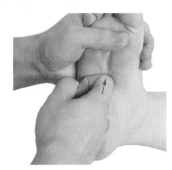

推按肺反射区　　　　4-3 顶压胃反射区　　　　4-4 顶压小肠反射区

🌿中药外用方

茯苓15克，牛膝15克，萆薢15克，黄柏10克，白术10克，薏苡仁15克，金银花30克，紫花地丁30克，车前子15克。水煎洗脚，每日1～2次。

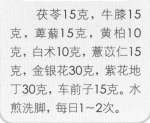 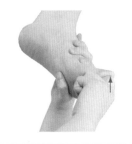

4-5 顶压大脑反射区　　　　4-6 顶压下身淋巴结反射区

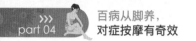

● chapter 01 脚部按摩治疗内科病症 >>

12 | 心脏病

心脏病是心脏疾病的总称，包括风湿性心脏病、先天性心脏病、高血压心脏病、冠心病、心肌炎等各种心脏病。临床实践表明，脚部按摩疗法是防止心脏病的有效辅助方法。冠心病患者长期按摩脚部穴位，有利于改善心肌的缺氧、缺血状态，减少或防止心绞痛、心肌梗塞的发生。

必须指出，对于任何心脏疾病，脚部按摩只是辅助方法。

选用反射区

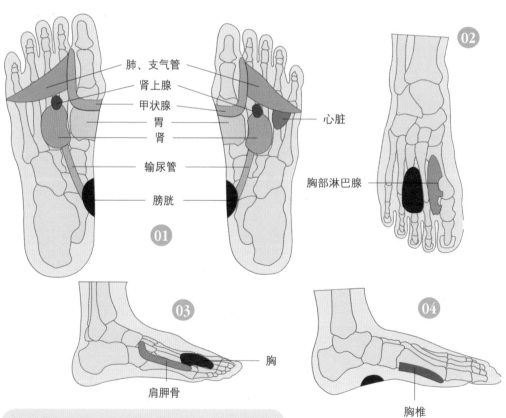

肺、支气管
肾上腺
甲状腺
胃
肾
输尿管
膀胱
心脏
胸部淋巴腺
02
01
胸
肩胛骨
03
胸椎
04

◆病理反射区 肾、输尿管、膀胱、肺、心、甲状腺、肾上腺、胃、胸部淋巴腺、胸、胸椎、肩胛骨等。

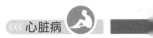
按摩方法

每次按摩30～40分钟，每日1次，10～15天为1疗程。

01 依次食指扣拳法顶压肾、膀胱、心脏反射区各50次，按摩力度以局部胀痛为宜。

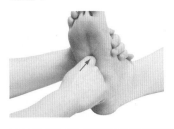

1-1 顶压肾反射区　　　1-2 顶压膀胱反射区　　　1-3 顶压心脏反射区

02 拇指指腹推压法推按输尿管反射区50次。

03 拇指指腹推压法推按肺、支气管反射区50次。

05 拇指指腹推压法推按甲状腺反射区50次。

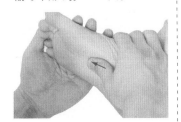

推按输尿管反射区

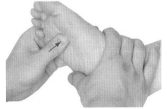

推按肺、支气管反射区

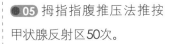

推压甲状腺反射区

04 食指扣拳法顶压肾上腺、胃、胸部淋巴腺、胸部、胸椎、肩胛骨反射区各50次。

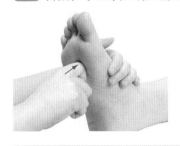

4-1 顶压肾上腺反射区

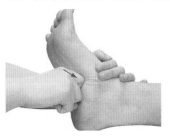

4-2 顶压胃反射区

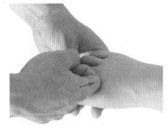

4-3 顶压胸部淋巴腺反射区

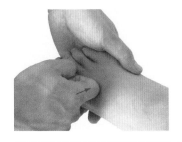

4-4 顶压胸部反射区

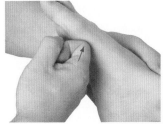

4-5 顶压胸椎反射区

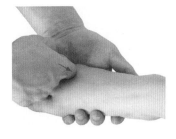

4-6 顶压肩胛骨反射区

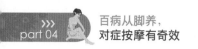

● chapter 01 脚部按摩治疗内科病症 ▷▷

13│高血压

高血压是一种临床常见的以体循环动脉压升高为主要表现的综合征，伴有心、脑、肾等器官功能性或器质性改变的最常见的心血管疾病，可表现为收缩压升高、舒张压升高或两者都升高。一般认为，在安静休息时血压如经常超过140／90mmHg(18.7／12kPa)就是高血压病，判定高血压以舒张压升高为主要依据。

本病晚期会影响心、脑、肾等器官，引起冠状动脉病变、高血压性心脏病、脑动脉硬化、中风和肾功能减退等疾病。高血压病并不可怕，可怕的是由此引起的并发症，近年来脑血管疾病和心血管病的发病率不断上升，其原因多为高血压病未能得到及时治疗所致。

中医认为高血压的发病原因主要是由于情志失调、饮食失节和内伤虚损导致肝肾功能失调所引起的。病位在肝肾，以肾为本。因此，脚部按摩防治本病以调补肝肾为主，平衡阴阳为辅。

⊕ 选用反射区

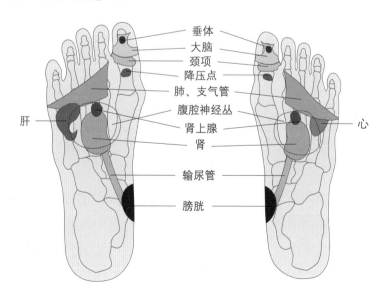

垂体
大脑
颈项
降压点
肺、支气管
腹腔神经丛
肾上腺
肾
输尿管
膀胱
肝
心

◆**病理反射区** 肾、肝、肾上腺、输尿管、膀胱、肺、大脑、垂体、颈项、腹腔神经丛、心、降压点等。

按摩方法

每次按摩30～40分钟，每日1次，10～15天为1疗程。

01 依次食指扣拳法顶压肾、肝、肾上腺、膀胱反射区各50次，以局部胀痛为宜。

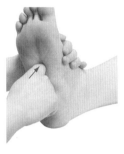 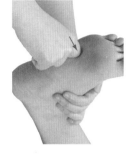 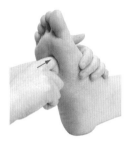 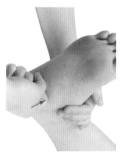

| 1-1 顶压肾反射区 | 1-2 顶压肝反射区 | 1-3 顶压肾上腺反射区 | 1-4 顶压膀胱反射区 |

02 拇指指腹推压法推按输尿管反射区50次，推按速度以每分钟30～50次为宜。

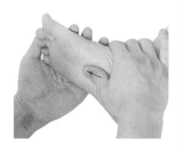

推按输尿管反射区

03 由脚内侧向脚外侧推按肺、支气管反射区50次。

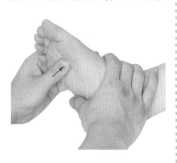

推按肺、支气管反射区

04 食指扣拳法顶压大脑、垂体、颈项、腹腔神经丛、心、降压点反射区各50次。

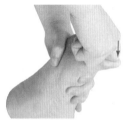

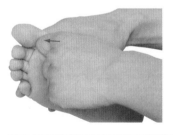 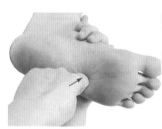

4-1 顶压大脑反射区　　4-2 顶压垂体反射区

4-3 顶压颈项反射区　　4-4 顶压腹腔神经丛反射区

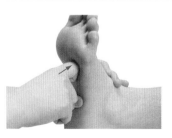 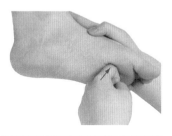

4-5 顶压心反射区　　4-6 顶压降压点反射区

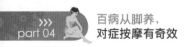

● chapter 01 脚部按摩治疗内科病症 >> >

14 | 低血压

　　如果人体收缩压低于90mmHg(12.0kPa)、舒张压低于60mmHg(8.0kPa)，就可以诊断为低血压。低血压分急性和慢性两种，急性者多伴随昏厥、休克等症状；慢性者多因体质消瘦、体位突然变化、内分泌功能紊乱、慢性消耗性疾病及营养不良、心血管疾病或居住高原地区等因素引起。大多数慢性患者没有自觉症状，仅少数患者有头昏、目眩、乏力等症状，夏季尤为明显。

　　急性患者不适合脚部按摩。中医认为慢性患者多为虚证，多由脾胃失健、肝肾不足、气血两虚等原因造成，均有血压低并伴有全身症状。低血压的治疗要针对发病原因采取治本之法，本节仅就低血压提供一些脚部按摩方法，以调节、升压，作为低血压治疗的辅助方法。对发病原因的治疗，应去医院求治。

⊕ 选用反射区

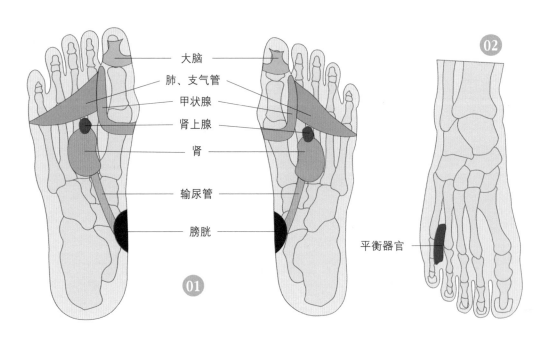

大脑
肺、支气管
甲状腺
肾上腺
肾
输尿管
膀胱

平衡器官

01

02

◆ **病理反射区** 肾、输尿管、膀胱、肺、平衡器官、大脑、肾上腺、甲状腺等。

✚ 按摩方法

每次按摩30～40分钟，每日1次，10～15天为1疗程。

01 依次食指扣拳法顶压肾、膀胱反射区各50次，用力以局部感觉胀痛为佳。

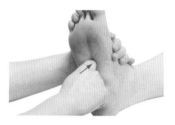
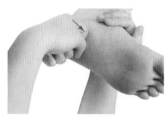

1-1 顶压肾反射区　　　　1-2 顶压膀胱反射区

✚ 调护

▶患者生活要有规律性，加强营养，保持好的心情，戒烟、酒，进行适当的锻炼，如打太极拳等。

▶荤素兼吃，合理搭配饮食，保证摄入全面充足的营养物质，使体质从纤弱逐渐变得健壮。

02 拇指指腹推压法推按输尿管反射区。

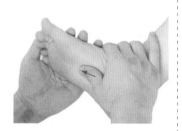

推按输尿管反射区

03 拇指指腹推压法推按肺、支气管反射区50次。

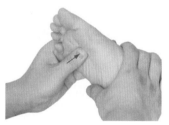

推按肺、支气管反射区

04 拇指指腹推压法推按甲状腺反射区50次。

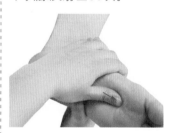

推按甲状腺反射区

05 食指扣拳法顶压平衡器官、大脑、肾上腺反射区各50次。

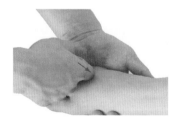
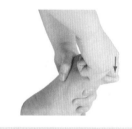
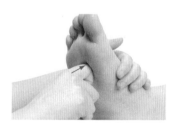

5-1 顶压平衡器官反射区　　5-2 顶压大脑反射区　　　5-3 顶压肾上腺反射区

🍃 中药外用方

1 党参、桂枝、川附子、炙甘草各15克。将上药研为细末，每用时取20克，以姜汁调成糊状，贴敷于双脚底涌泉穴上。上盖敷料，胶布固定，每日换药1次，10次为1个疗程。

2 嫩母鸡1只，黄芪30克，新鲜天麻100克。鸡洗净入沸水中汆一下，将天麻、黄芪切片装入鸡肚内。将鸡放入砂锅中，加葱、姜适量，盐、酒、陈皮15克，水适量，用文火炖至鸡烂熟，食肉饮汤。

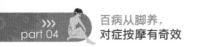

● chapter 01　脚部按摩治疗内科病症

15 | 糖尿病

糖尿病是一种由遗传和环境因素相互作用的临床综合征。因胰岛素分泌绝对或相对不足，引起糖、蛋白、脂肪、水和电解质等一系列代谢紊乱。其主要特点是高血糖和尿糖，临床常表现为多饮、多食、多尿及疲乏、消瘦等，其病程绵长，调治失宜易并发多种急性并发症以及慢性神经、血管并发症。糖尿病属于中医学的"消渴"范畴。消渴病变的脏腑主要在肺、胃、肾，其病机主要在于阴津亏损、燥热偏胜，而以阴虚为本，燥热为标，两者互为因果。

脚部按摩对糖尿病的治疗主要是调节中枢神经系统的功能，通过神经－体液调节机制，激发各内分泌腺功能的活性，特别是胰岛分泌功能的活性，使其分泌功能部分恢复或完全恢复。运用脚部按摩治疗的糖尿病患者多数是轻型或中型的，重型的较少。疗效都较为满意，但需坚持长期治疗。原来用药的绝不可断然停药，可逐步减少药量，停用胰岛素应十分慎重，要根据病情好转的情况或在医生的指导下逐步减少至停止。

✚ 选用反射区

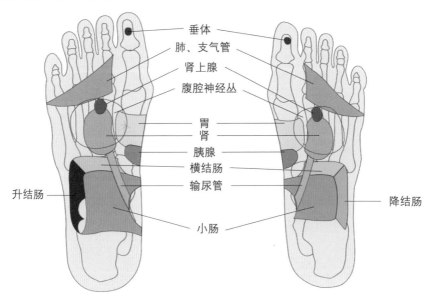

垂体
肺、支气管
肾上腺
腹腔神经丛
胃
肾
胰腺
横结肠
输尿管
升结肠
降结肠
小肠

◆ **病理反射区** 胰腺、胃、垂体、肾、输尿管、肺、肾上腺、小肠、升结肠、横结肠、降结肠、腹腔神经丛等。

⊕ 按摩方法 每次按摩30～40分钟，每日1次，10～15天为1疗程。

01 依次食指扣拳法顶压胰腺、胃、垂体、肾、肾上腺、腹腔神经丛反射区各50次，顶压力度以患者稍觉疼痛为最佳。

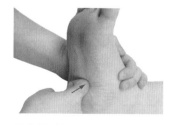
1-1 顶压胰腺反射区

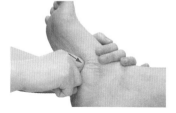
1-2 顶压胃反射区

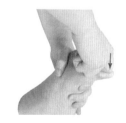
1-3 顶压垂体反射区

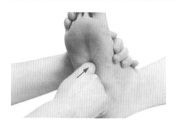
1-4 顶压肾反射区

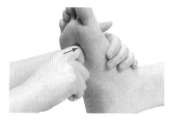
1-5 顶压肾上腺反射区

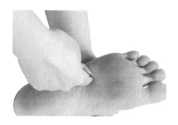
1-6 顶压腹腔神经丛反射区

02 依次拇指推压法推按小肠、升结肠、横结肠、降结肠、输尿管、肺、支气管反射区各50次，拇指推掌法推力度以酸胀为宜。

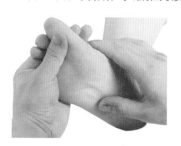
2-1 推按小肠反射区

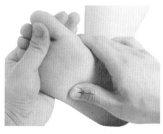
2-2 推按升结肠反射区

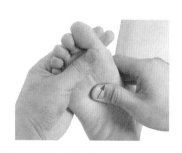
2-3 推按横结肠反射区

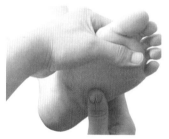
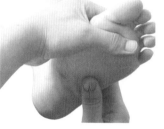
2-4 推按降结肠反射区

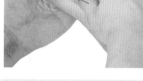
2-5 推按输尿管反射区

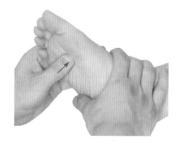
2-6 推按肺、支气管反射区

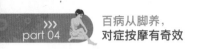

● chapter 01　脚部按摩治疗内科病症 ≫≫

16 | 肥胖症

单纯性肥胖症是指无明显诱因而体内脂肪堆积过多、体重增加超重的一种病症，临床一般以超过标准体重20%者为肥胖。

人体标准体重的计算公式是：BMI=体重（公斤）/身高（米）平方。

BMI 为身体质量指数；BMI > 25 体重超重；BMI < 18.5 营养不良。

肥胖症可始于任何年龄，但以40～50岁女性多见。目前医学界认为引起肥胖的原因大致分两类：一类是病理性致肥，主要是因为内分泌失调，体内脂肪代谢障碍，脂肪积而不"化"；另一类是生理性致肥，主要是因为饮食失控，营养摄入失衡，致使体内脂肪过量堆积。

脚部按摩疗法有较好的减肥效果，而且不会产生副作用。对于内分泌失调引起的肥胖症，脚部按摩重在调节内分泌功能，从而促进体内的脂肪代谢；对于因摄食过多引起的肥胖症，脚部按摩重在调节胃肠道的功能，减少食物的摄入，从而减少脂肪的堆积。

选用反射区

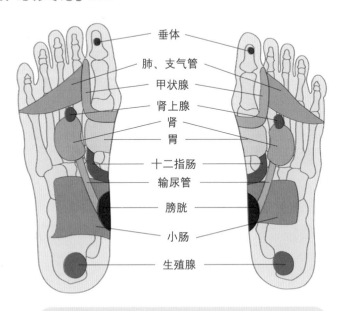

垂体
肺、支气管
甲状腺
肾上腺
肾
胃
十二指肠
输尿管
膀胱
小肠
生殖腺

◆ **病理反射区** 肾、输尿管、膀胱、肺、甲状腺、垂体、生殖腺、肾上腺、胃、十二指肠、小肠等。

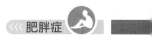
⊕ 按摩方法

每次按摩30～40分钟，每日1次，10～15天为1疗程。

01 依次食指扣拳法顶压肾、膀胱反射区各50次，按摩力度以局部胀痛为宜。

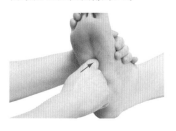

1-1 顶压肾反射区　　1-2 顶压膀胱反射区

02 拇指指腹推压法推按输尿管反射区50次。

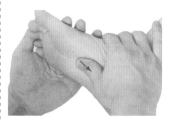

推按输尿管反射区

03 拇指指腹推压法推按肺、支气管反射区50次。

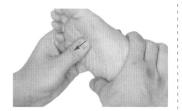

推按肺、支气管反射区

04 食指扣拳法顶压垂体、生殖腺、十二指肠、肾上腺反射区各50次。

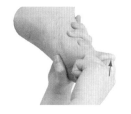
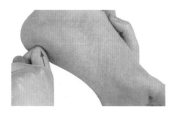

4-1 顶压垂体反射区　　4-2 顶压生殖腺反射区

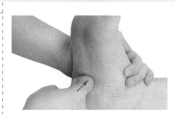
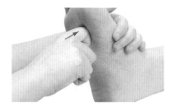

4-3 顶压十二指肠反射区　　4-4 顶压肾上腺反射区

05 拇指指腹推压法推按甲状腺反射区50次。

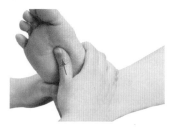

推按甲状腺反射区

🌿 中药外用方

白萝卜500克，黄瓜300克，韭菜200克。上方加清水1500毫升，水煎洗脚。每日1～2次。主治肥胖症。

06 食指扣拳法顶压胃、小肠各50次。

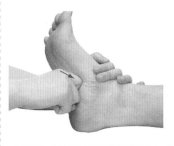
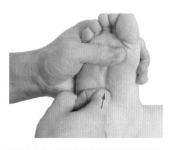

6-1 顶压胃反射区　　6-2 顶压小肠反射区

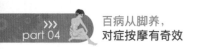

● chapter 01 脚部按摩治疗内科病症 ＞＞

17 动脉硬化

　　动脉硬化指动脉的一种非炎性、退行性与增生性病变，可使动脉管壁增厚变硬，失去弹性，同时管腔变得狭窄。多指动脉粥样硬化，40岁以上的中老年人多见，男性多于女性。过度摄入富含胆固醇和脂肪的食物，如蛋黄、奶油、猪油、肥肉、肝、肾等内脏，缺少体力劳动和身体锻炼，肥胖、内分泌障碍，特别是甲状腺与性腺功能的减退，若干代谢病如糖尿病等常伴有血胆固醇和甘油三酯的升高等，都与本病的发生有密切的关系。

　　冠状动脉粥样硬化可引起血栓形成或动脉破裂出血引起脑血管意外，出现瘫痪、失语、意识突然丧失；导致脑萎缩，可引起脑动脉硬化性痴呆、记忆力减退等。

　　脚部按摩疗法对动脉硬化的发展有较好的防治作用，主要通过刺激一些相关的穴位以调节血管的舒缩功能，减少甘油三酯、胆固醇等在体内的堆积，从而防止动脉硬化的加重。

➕ 选用反射区

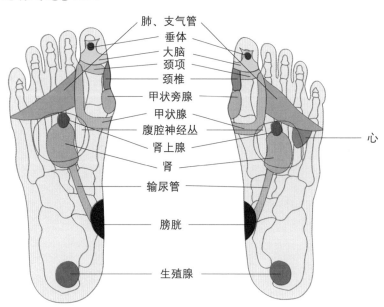

肺、支气管
垂体
大脑
颈项
颈椎
甲状旁腺
甲状腺
腹腔神经丛
肾上腺
肾
心
输尿管
膀胱
生殖腺

◆ **病理反射区** 肾、输尿管、膀胱、肺、肾上腺、垂体、甲状腺、甲状旁腺、生殖腺、大脑、颈项、颈椎、腹腔神经丛、心等。

按摩方法 每次按摩30～40分钟，每日1次，10～15天为1疗程。

01 依次食指扣拳法顶压肾、肾上腺、膀胱反射区各50次，按摩力度以局部胀痛为宜。

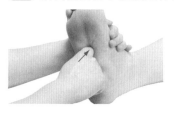
1-1 顶压肾反射区

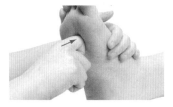
1-2 顶压肾上腺反射区

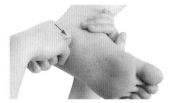
1-3 顶压膀胱反射区

02 拇指指腹推压法推按输尿管反射区50次。

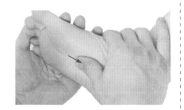
推按输尿管反射区

04 食指扣拳法顶压大脑、垂体、甲状旁腺、生殖腺、颈项、腹腔神经丛、心、颈椎反射区各50次。

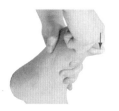
4-1 顶压大脑反射区

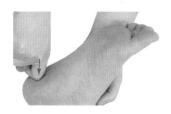
4-2 顶压垂体反射区

03 拇指指腹推压法推按肺反射区50次。

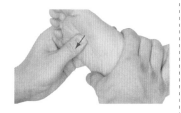
推按肺反射区

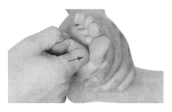
4-3 顶压甲状旁腺反射区

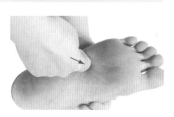
4-4 顶压生殖腺反射区

05 拇指指腹推压法推按甲状腺反射区50次。

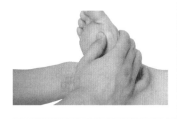
推按甲状腺反射区

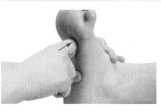
4-5 顶压颈项反射区

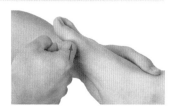
4-6 顶压腹腔神经丛反射区

4-7 顶压心反射区

4-8 顶压颈椎反射区

● chapter 01 脚部按摩治疗内科病症 >>>

18│中风后遗症

中风是以猝然昏仆、不省人事、半身不遂、口眼歪斜、语言不利为主要症状的病症。病轻者可无昏仆而仅见半身不遂及口眼斜等症状。

中风后遗症包括脑血栓、脑栓塞、脑出血和蛛网膜下隙出血等的后遗症。脑血栓形成主要是由于脑动脉粥样硬化、管壁粗糙或管腔变窄所引起的，60岁以上的患者多见。脑栓塞是由于来自身体其他部位的栓子堵塞脑动脉血管所致，是心脏病常见的并发症，多见于青壮年。脑出血又称脑溢血，是由于脑动脉血管非外伤性的破裂，血液进入脑实质内而发生的疾病，高血压和动脉硬化是脑溢血常见的病因。蛛网膜下隙出血多由于颅内动脉瘤破裂，血液流入蛛网膜下腔而致。除脑血栓形成发病较缓外，其余发病都很急促。各病如度过危险期，大都留下不同程度的后遗症，如面瘫、单侧上下肢瘫痪无力、口眼歪斜、周身感觉迟钝、言语不清、意识障碍等。

🔍 选用反射区

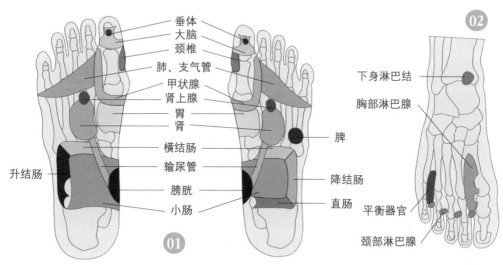

垂体
大脑
颈椎
肺、支气管
甲状腺
肾上腺
胃
肾
横结肠
输尿管
膀胱
小肠
升结肠
脾
降结肠
直肠
01

下身淋巴结
胸部淋巴腺
平衡器官
颈部淋巴腺
02

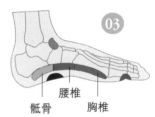

骶骨　腰椎　胸椎
03

◆**病理反射区** 肾、输尿管、膀胱、肺、肾上腺、大脑、垂体、平衡器官、脾、胃、颈部淋巴结、胸部淋巴腺、下身淋巴腺、小肠、升结肠、横结肠、降结肠、直肠、颈椎、胸椎、腰椎、骶骨、甲状腺等。

⊞ 按摩方法

每次按摩30~40分钟，每日1次，15~20天为1疗程。

●01 依次食指扣拳法顶压肾、肾上腺、膀胱反射区各50次，按摩力度以局部胀痛为宜。

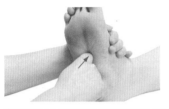

1-1 顶压肾反射区

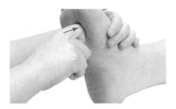

1-2 顶压肾上腺反射区

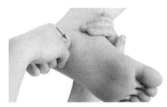

1-3 顶压膀胱反射区

●02 拇指指腹推压法推按输尿管反射区50次。

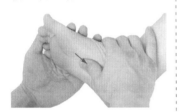

推按输尿管反射区

●04 食指扣拳法顶压大脑、垂体、平衡器官、脾、胃、颈部淋巴结、胸部淋巴腺、下身淋巴结反射区各50次。

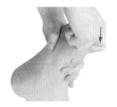

4-1 顶压大脑反射区

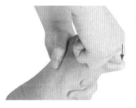

4-2 顶压垂体反射区

●03 拇指指腹推压法推按肺、支气管反射区50次。

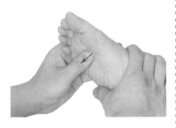

推按肺、支气管反射区

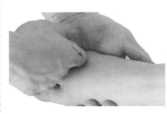

4-3 顶压平衡器官反射区

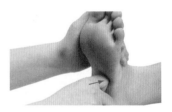

4-4 顶压脾反射区

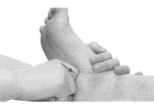

4-5 顶压胃反射区

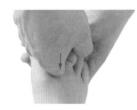

4-6 顶压颈部淋巴腺反射区

🌿中药外用方

大川乌头、红海蛤各60克。上药研末，每次15克，用葱汁和成药饼，敷贴于脚心，包好浸入热水中，待汗出后，急去药，用于中风半身不遂。

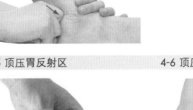

4-7 顶压胸部淋巴腺反射区

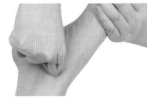

4-8 顶压下身淋巴腺反射区

05 从脚趾向脚跟方向拇指指腹推压法推按小肠反射区50次，由脚跟向脚趾方向推按升结肠反射区50次，从右向左推按横结肠反射区50次，从脚趾向脚跟方向推按降结肠反射区50次，从脚外侧向脚内侧推按直肠反射区50次。

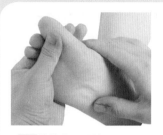
5-1 推按小肠反射区

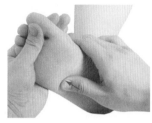
5-2 推按升结肠反射区

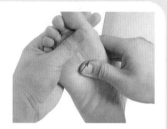
5-3 推按横结肠反射区

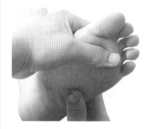
5-4 推按降结肠反射区

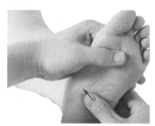
5-5 推按直肠反射区

06 向脚跟方向依序拇指指腹推压法推按颈椎、胸椎、腰椎、骶骨反射区30次。

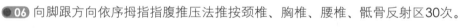

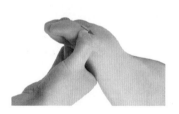
6-1 推按颈椎反射区

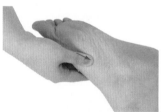
6-2 推按胸椎反射区

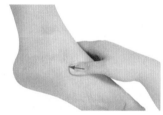
6-3 推按腰椎反射区

07 拇指指腹推压法推按
甲状腺反射区50次。

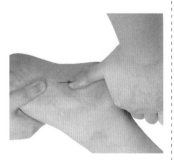
6-4 推按骶骨反射区

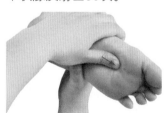
推按甲状腺反射区

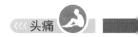

● chapter 01 脚部按摩治疗内科病症 ▶▶

19 | 头痛

头痛是临床上常见的自觉症状，可以出现在多种急、慢性疾病之中。综合引起头痛的疾病可分为四类：颅内病变、颅外病变、全身性疾病、神经症。

(1)头部局部病变引起的头痛有：眼部疾病、鼻及副鼻窦疾病、牙痛、脑部疾病、三叉神经痛等。

(2)偏头痛：多始于青春期，女性较多，常有家族史，发作前常有一定诱因，如月经来潮、情绪波动、疲劳等。常伴发烦躁、恶心、呕吐、畏光、面色苍白等。少数患者可有眼肌麻痹，发作时，患者两瞳孔可以大小不等。脑肿瘤、脑动脉瘤、脑血管畸形病，也可以产生偏头痛症状，需加以鉴别。

➕ 选用反射区

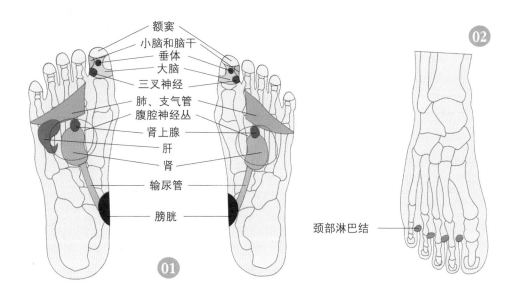

额窦
小脑和脑干
垂体
大脑
三叉神经
肺、支气管
腹腔神经丛
肾上腺
肝
肾
输尿管
膀胱

01

02

颈部淋巴结

◆ **病理反射区** 肾、肾上腺、膀胱、输尿管、肺、额窦、大脑、脑垂体、小脑和脑干、三叉神经、颈部淋巴结、腹腔神经丛、肝等。

按摩方法　每次按摩30～40分钟，每日1次，15～20天为1疗程。

01 依次食指扣拳法顶压肾、肾上腺、膀胱反射区各50次，按摩力度以局部胀痛为宜。

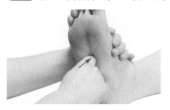 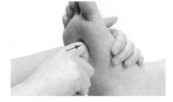 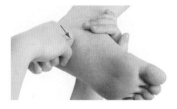

1-1 顶压肾反射区　　　　　1-2 顶压肾上腺反射区　　　　1-3 顶压膀胱反射区

02 拇指指腹推压法推按输尿管反射区50次。

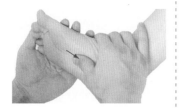

推按输尿管反射区

04 食指扣拳法顶压额窦、大脑、脑垂体、小脑和脑干、三叉神经、颈部淋巴结、腹腔神经丛、肝反射区各50次。

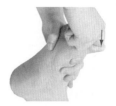 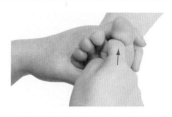

4-1 顶压额窦反射区　　　　4-2 顶压大脑反射区

03 拇指指腹推压法推按肺、支气管反射区50次。

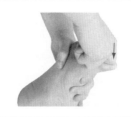 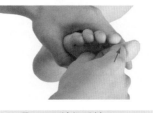

4-3 顶压脑垂体反射区　　　4-4 顶压小脑和脑干反射区

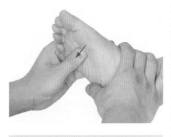

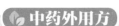

推按肺、支气管反射区

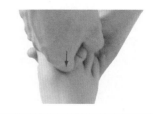 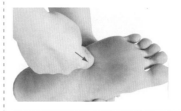

4-5 顶压三叉神经反射区　　4-6 顶压颈部淋巴结反射区

中药外用方

　　白附子10克，川芎20克，白芷20克，细辛10克，葱白5根。加水煎煮15分钟，去渣取液，温洗双脚。具有祛风、散寒、止痛的作用，适用于头痛发凉、怕风者。

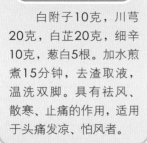 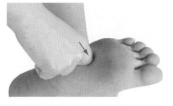

4-7 顶压腹腔神经丛反射区　4-8 顶压肝反射区

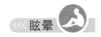
● chapter 01 脚部按摩治疗内科病症

20 | 眩晕

眩是指眼花或眼前发黑，晕是指头晕甚或感觉自身或外界景物旋转。二者常同时并见，故统称为"眩晕"。轻者闭目即止；重者如坐车船，旋转不定，不能站立，或伴有恶心、呕吐、汗出，甚则昏倒等症状。

多数病人的病情时轻时重，兼有其他症状而持续很长一段时间。眩晕可由内耳迷路、前庭蜗神经、脑干、小脑病变及全身性疾病引起。一般多见于高血压、动脉硬化、贫血、神经症、耳源性眩晕等疾病。

脚部按摩对于治疗眩晕具有一定疗效，但患者必须请医生查明原因，积极治疗原发病，脚部按摩可作为综合治疗的一个辅助方法。临床治疗表明，内耳性眩晕、迷路炎、晕动病、基底动脉供血不足和全身疾病引起的眩晕，运用脚部按摩配合服用中药等方法治疗，效果较好。

➕ 选用反射区

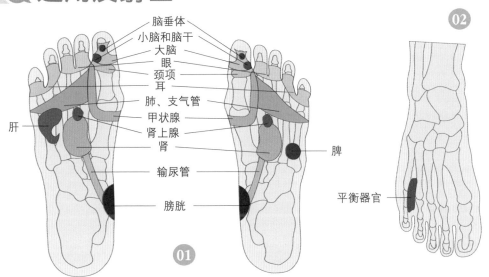

病理反射区 垂体、小脑和脑干、大脑、颈项、平衡器官、耳、眼、肝、肾、输尿管、膀胱、肺、肾上腺、甲状腺、脾等。

按摩方法 每次按摩15~20分钟，每日2次，5~7天为1疗程。

依次食指扣拳法顶压大脑、脑垂体、小脑和脑干、颈项、平衡器官、耳、眼、肝、肾、输尿管、膀胱、肺、肾上腺、甲状腺、脾反射区各50次。

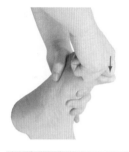
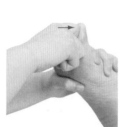
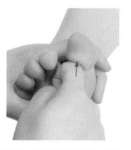
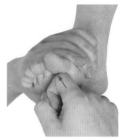

1 顶压大脑反射区　2 顶压脑垂体反射区　3 顶压小脑和脑干反射区　4 顶压颈项反射区

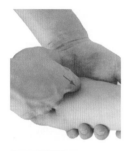
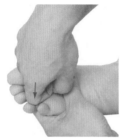
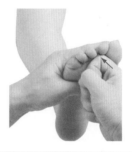
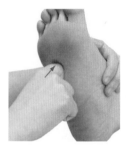

5 顶压平衡器官反射区　6 顶压耳反射区　7 顶压眼反射区　8 顶压肝反射区

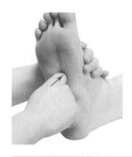
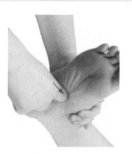
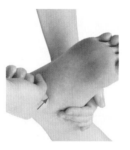
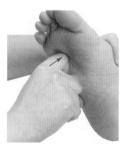

9 顶压肾反射区　10 压输尿管反射区　11 顶压膀胱反射区　12 顶压肺、支气管反射区

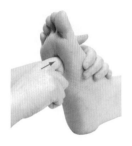
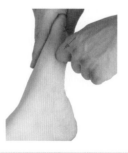
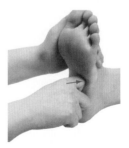

13 顶压肾上腺反射区　14 顶压甲状腺反射区　15 顶压脾反射区

● chapter 01 脚部按摩治疗内科病症

21 | 失眠

　　失眠,又称"不寐",是以经常不易入睡,或睡后易醒,或睡后梦多为主要特征。引起失眠的原因很多,如情绪激动、精神过度紧张、神经衰弱、过度悲哀和焦虑、过度兴奋、难以解决的困扰、意外的打击等,使大脑皮质兴奋与抑制失调,导致难以入睡而产生失眠。中医学认为,不论何种原因导致的失眠,其主要的病理机制都是心、脾、肝、肾功能失调。

　　脚部按摩防治失眠安全有效,主要是通过刺激相应穴位来调整各脏腑功能。不论何种原因导致的失眠,按摩与肾脏相关的穴位必不可少,而且要经常按摩,反复推拿。本病多为慢性过程,故需要较长时间的治疗才能取得满意的效果。

⊕ 选用反射区

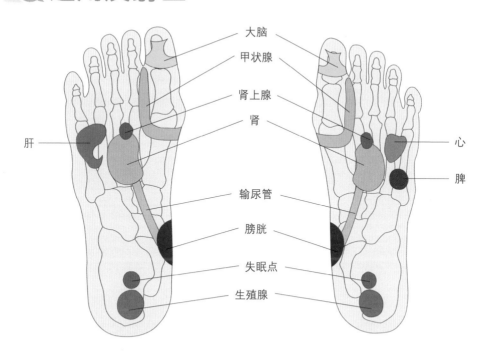

大脑
甲状腺
肾上腺
肾
肝
心
脾
输尿管
膀胱
失眠点
生殖腺

> ◆ **病理反射区** 肾、肾上腺、膀胱、输尿管、大脑、甲状腺、生殖腺、心、肝、脾、失眠点等。

按摩方法 每次按摩30～40分钟，每日1次，10～15天为1疗程。

01 依次食指扣拳法顶压肾、肾上腺、膀胱、大脑、生殖腺反射区各10次，用力可稍重，以局部酸胀疼痛为宜。

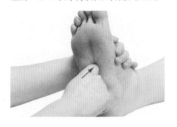
1-1 顶压肾反射区

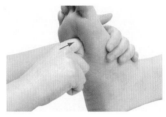
1-2 顶压肾上腺反射区

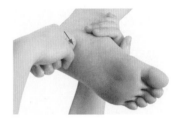
1-3 顶压膀胱反射区

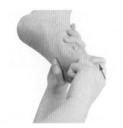
1-4 顶压大脑反射区

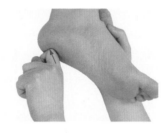
1-5 顶压生殖腺反射区

调护

▶ 重视精神调节和讲究睡眠卫生：积极进行心理情志调整，克服过度的紧张、兴奋、焦虑、抑郁等不良情绪，做到喜怒有节，保持精神舒畅。

02 由拇指指腹推压法推按输尿管反射区50次。

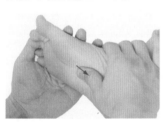
推按输尿管反射区

03 依次食指扣拳法顶压甲状腺、失眠点反射区各50次。

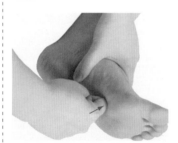
3-1 顶压甲状腺反射区

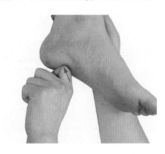
3-2 顶压失眠点反射区

04 依次食指扣拳法顶压心、肝、脾反射区各50次。

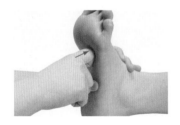
4-1 顶压心反射区

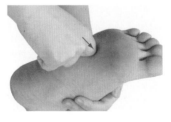
4-2 顶压肝反射区

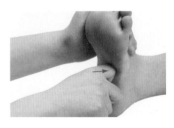
4-3 顶压脾反射区

● chapter 01 脚部按摩治疗内科病症 ▶▶

22｜盗汗

盗汗是指由于阴阳失调、腠理不固，而致汗液外泄失常的病症。其中，不因外界环境因素的影响，而白昼时时汗出，动辄益甚者，称为自汗；寐中汗出，醒来自止者，称为盗汗，亦称为"寝汗"。

盗汗是临床常见的症状之一。盗汗名出《金匮要略》，《内经》称为"寝汗"。中医认为，盗汗多属阴虚内热。烦劳过度，失血耗精，或邪热伤阴，以致阴精亏虚，虚火内生，阴精被扰，不能自藏而外泄，发为盗汗。治疗应以补阴滋阴为主。

脚部按摩防治盗汗主要从滋补肝肾之阴着手。肾为先天之本，肾藏精、肝藏血、精血同源，肝肾同属下焦，故有"肝肾同源"之说。选用与肝肾相关的穴位进行按摩，可调整肝肾的功能，而起到滋阴止汗的作用。配合服用六味地黄丸，疗效会更好。如经过一段时间治疗不见好转，应速去医院诊治。

⊕ 选用反射区

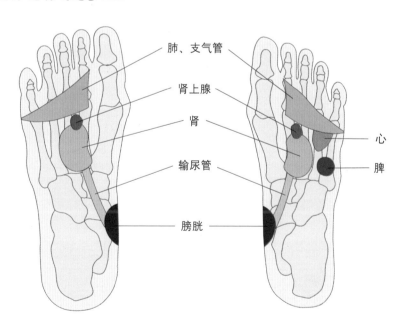

◆ **病理反射区** 肾上腺、肾、膀胱、输尿管、肺、心、脾等。

🚑 按摩方法 每次按摩30～40分钟，每日1次，10～15天为1疗程。

01 依次用食指扣拳法顶压肾上腺、肾、膀胱、心、脾反射区各50次，用力以局部微觉酸痛为宜。

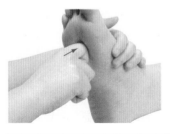
1-1 顶压肾上腺反射区

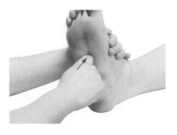
1-2 顶压肾反射区

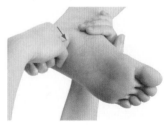
1-3 顶压膀胱反射区

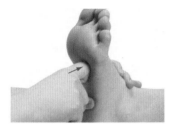
1-4 顶压心反射区

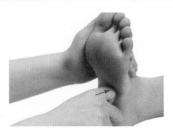
1-5 顶压脾反射区

02 拇指指腹推压法推按输尿管反射区50次。

03 拇指指腹推压法推按肺、支气管反射区50次。

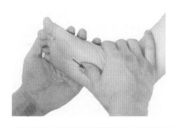
推按输尿管反射区

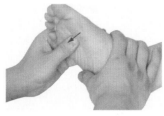
推按肺、支气管反射区

➕ 调护

▶加强体育锻炼，注意劳逸结合，避免思虑烦劳过度，保持精神愉快，少食辛辣厚味的食物，是预防盗汗的重要措施。

▶汗出之时，腠理空虚，易于感受外邪，故当避风寒，以防感冒。汗出之后，应及时用干毛巾将汗擦干。

▶出汗多者，需经常更换内衣，并注意保持衣服、卧具的干燥清洁。

中药外用方

1 黄芪30克，防风20克，浮小麦30克，麻黄根10克。加水煎煮，去渣取液，睡前泡洗脚部10分钟。每天1次，7次为1疗程。具有很好的固表止汗作用。

2 五倍子20克，煅龙骨20克，煅牡蛎20克，朱砂1克。上药共研细末，装瓶备用，于临睡前取药末1克，醋调敷脚心，第二天去掉。每天1次，5次为1疗程。具有很好的敛汗作用。

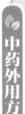

● chapter 01 脚部按摩治疗内科病症 ▷▷

23 | 贫血

贫血中最常见的是缺铁性贫血。缺铁性贫血是由于体内铁贮存不足，影响血红蛋白合成所引起的一种小细胞低色素性贫血。多见于青壮年妇女，男女老幼均可患病，多由铁的需求量增加和摄入不足、铁的吸收障碍、铁丧失过多所致。

贫血是各种不同病因引起的综合病症。血液中红细胞数和血红蛋白量明显低于正常值时就称为贫血。临床症状可见面色苍白、呼吸短促、失眠心慌、头晕耳鸣、健忘纳差、肌肤甲错、月经涩少、舌淡脉细等。亦可见到缺铁所致的营养障碍的表现，如口腔炎、舌炎、浅表性胃炎、皮肤干燥、毛发脱落、指甲扁平，甚至反甲等症状和体征。

各种原因引起的贫血均属于中医"血虚"的范围，病理变化涉及心、肝、脾、肾等脏腑，治疗应以补血益气为主。治疗贫血的关键是去除致病因素，如积极防治钩虫病、治疗痔疮、月经过多等慢性失血，停用致病药物如氯霉素等，停止与有毒物质或放射线的接触等。脚部按摩疗法是治疗贫血较为有效的辅助方法，通过刺激相应的穴位，调整各脏腑的功能，尤其是脾胃生化气血的功能，从而达到补血益气的目的。

⊕ 选用反射区

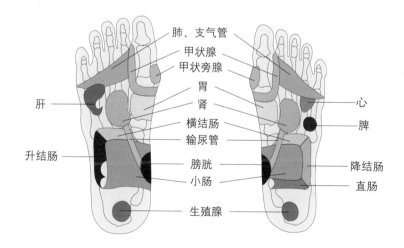

◆ **病理反射区** 肾、输尿管、膀胱、肺、脾、胃、心、肝、小肠、甲状腺、甲状旁腺、生殖腺、升结肠、横结肠、降结肠、直肠等。

⊕ 按摩方法　每次按摩30～40分钟，每日1次，10～15天为1疗程。

●01 依次食指扣拳法顶压肾、膀胱反射区各50次，按摩力度以局部胀痛为宜。

●02 拇指指腹推压法推按输尿管反射区50次。

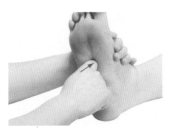

1-1 顶压肾反射区

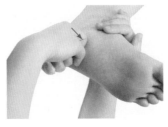

1-2 顶压膀胱反射区

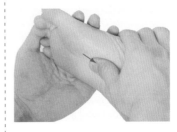

推按输尿管反射区

●03 拇指指腹推压法推按肺、支气管反射区50次。

●04 食指扣拳法顶压脾、胃、心、肝、生殖腺、甲状旁腺反射区各50次。

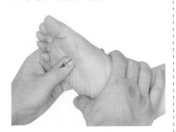

推按肺、支气管反射区

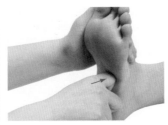

4-1 顶压脾反射区

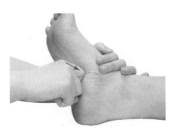

4-2 顶压胃反射区

⊕ 调护

▶必须积极治疗原发病；生活起居要有规律，注意天气变化时衣服的增减；进行适量的身体锻炼以增强体质，减少感染的机会。若一旦发生继发感染，必须去医院及时治疗，迅速控制感染。

▶应加强营养，注意多吃一些含铁及蛋白质较多的食物，如绿色蔬菜、黄豆、鸡蛋、家禽、精瘦肉、动物肝脏及动物血等。

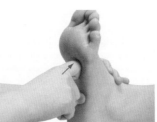

4-3 顶压心反射区

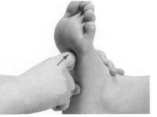

4-4 顶压肝反射区

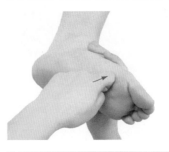

4-5 顶压甲状旁腺反射区

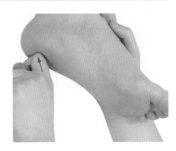

4-6 顶压生殖腺反射区

05 从脚趾向脚跟方向拇指指腹推压法推按小肠反射区50次，由脚跟向脚趾方向拇指指腹推压法推按升结肠反射区50次，从右向左拇指指腹推压法推按横结肠反射区50次，从脚趾向脚跟方向拇指指腹推压法推按降结肠反射区50次，从脚外侧向脚内侧拇指指腹推压法推按直肠反射区50次。

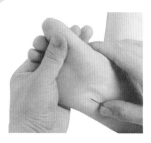
5-1 推按小肠反射区

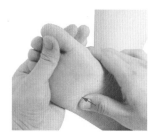
5-2 推按升结肠反射区

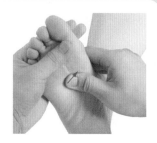
5-3 推按横结肠反射区

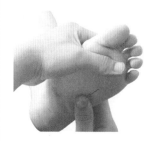
5-4 推按降结肠反射区

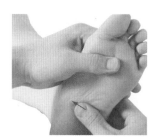
5-5 推按直肠反射区

06 拇指指腹推压法推按甲状腺反射区50次。

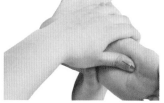
推按甲状腺反射区

🌿 中药外用方

患者如能结合运用艾灸隔姜灸足三里3～5次，每天1次，治疗效果会更好。患者可买青艾条，然后将艾条用小刀切成1厘米长的小段备用，或随切随用，每燃完一段即为一壮。姜片则取新鲜生姜切成0.2厘米的薄片，用针在姜片中间扎3～5个小孔备用，每灸1次，更换1片。如觉得局部太烫，可隔姜两片。

● chapter 01 脚部按摩治疗内科病症 ▶▶

24 甲状腺功能亢进症

　　甲状腺功能亢进症是指多种病因导致甲状腺功能增强，分泌甲状腺激素过多所致的临床综合征。本病的发生主要由自身免疫、遗传以及精神刺激等因素所致。临床以甲状腺肿大、食欲亢进、形体消瘦、体重减轻、心跳过速、情绪激动、恶热汗多、手指颤抖、目睛突出等症状为主要表现。

　　本病多见于女性，男女得此病比例为1：4，各种年龄均可发病，但主要以中青年居多。

　　甲亢的种类很多，脚部按摩疗法对弥漫性甲状腺肿大的疗效较好。

➕ 选用反射区

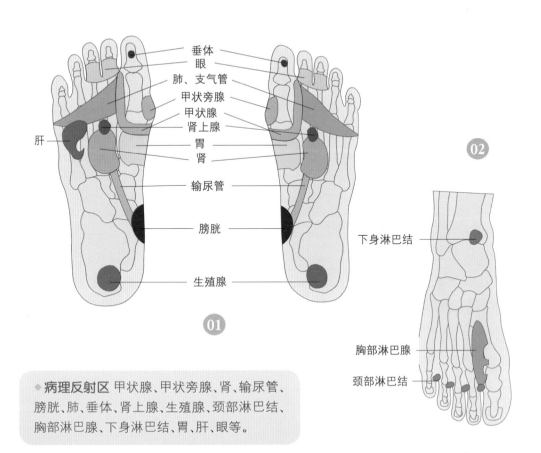

垂体
眼
肺、支气管
甲状旁腺
甲状腺
肾上腺
胃
肾
输尿管
膀胱
生殖腺
肝

02

下身淋巴结
胸部淋巴腺
颈部淋巴结

01

◆ **病理反射区** 甲状腺、甲状旁腺、肾、输尿管、膀胱、肺、垂体、肾上腺、生殖腺、颈部淋巴结、胸部淋巴腺、下身淋巴结、胃、肝、眼等。

按摩方法 每次按摩30～40分钟，每日1次，10～15天为1疗程。

01 拇指指腹推压法推按甲状腺反射区50次。

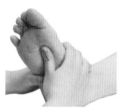

推按甲状腺反射区

02 依次食指扣拳法顶压甲状旁腺、肾、膀胱反射区各50次，力度以局部胀痛为宜。

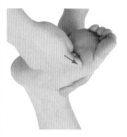
2-1 顶压甲状旁腺反射区

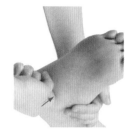
2-2 顶压肾反射区　2-3 顶压膀胱反射区

03 拇指指腹推压法推按输尿管反射区50次。

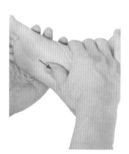

推按输尿管反射区

04 拇指指腹推压法推按肺、支气管反射区50次。

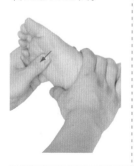

推按肺、支气管反射区

05 食指扣拳法顶压垂体、肾上腺、生殖腺、颈部淋巴结、胸部淋巴腺、下身淋巴结、胃、肝、眼反射区各50次。

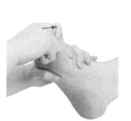
5-1 顶压垂体反射区

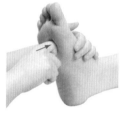
5-2 顶压肾上腺反射区

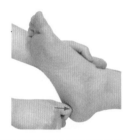
5-3 顶压生殖腺反射区

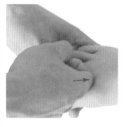
5-4 顶压颈部淋巴结反射区

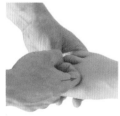
5-5 顶压胸部淋巴腺反射区

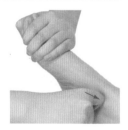
5-6 顶压下身淋巴结反射区

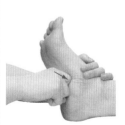
5-7 顶压胃反射区

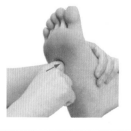
5-8 顶压肝反射区

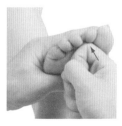
5-9 顶压眼反射区

● chapter 01 脚部按摩治疗内科病症 >>>

25 | 面瘫

面瘫指面部肌肉麻痹，运动障碍，出现口眼歪斜的症状。本病通常急性发作，突然一侧面部表情肌瘫痪，前额皱纹消失，眼裂扩大，鼻唇沟平坦，口角下垂，面部被牵向健侧。病侧不能做皱眉、闭目、露齿、鼓颊等动作，闭目不紧，露睛流泪，进食咀嚼时食物常储留在患侧齿颊之间，饮水、漱口时水由患侧口角漏出。

本病由于面神经急性非化脓性炎症所致，故称之为面神经炎，亦称周围性面神经麻痹或贝尔麻痹。发病年龄多在20～30岁，以男性较多。

脚部按摩疗法治疗面瘫效果很好。

⊕ 选用反射区

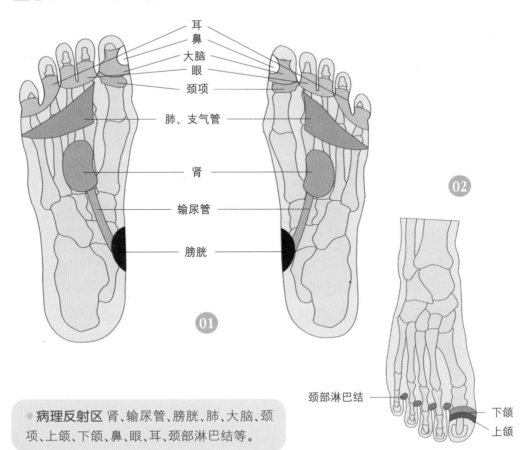

耳
鼻
大脑
眼
颈项
肺、支气管
肾
输尿管
膀胱

01

02

颈部淋巴结
下颌
上颌

◆ **病理反射区** 肾、输尿管、膀胱、肺、大脑、颈项、上颌、下颌、鼻、眼、耳、颈部淋巴结等。

按摩方法 每次按摩30~40分钟，每日1次，10~15天为1疗程。

01 依次食指扣拳法顶压肾、膀胱反射区各50次，按摩力度以局部胀痛为宜。

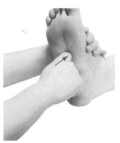 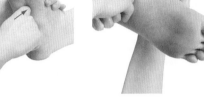

1-1 顶压肾反射区　　　　　1-2 顶压膀胱反射区

02 拇指指腹推压法推按输尿管反射区50次。

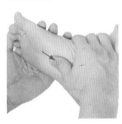

推按输尿管反射区

03 拇指指腹推压法推按肺、支气管反射区50次。

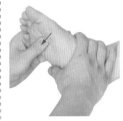

推按肺、支气管反射区

04 食指扣拳法顶压大脑、颈项、上颌、下颌、鼻、眼、耳、颈部淋巴结反射区各50次。

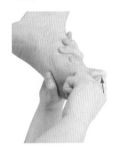 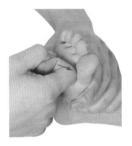 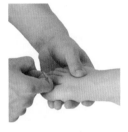 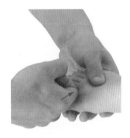

4-1 顶压大脑反射区　4-2 顶压颈项反射区　4-3 顶压上颌反射区　4-4 顶压下颌反射区

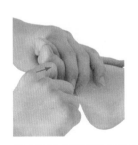 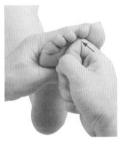 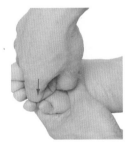 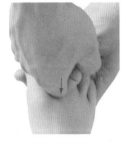

4-5 顶压鼻反射区　4-6 顶压眼反射区　4-7 顶压耳反射区　4-8 顶压颈部淋巴结反射区

中药外用方

皂角30克，樟脑10克，黄芪10克。上药加清水1500毫升，水煎洗脚。每日1~2次。对治疗面瘫有很好的效果。

调护

▶如正处冬季，外出应戴口罩，避免面部吹风受寒。

▶患者每天可自己用手按摩瘫痪的面肌，每次5~10分钟，每天3~5次；并可在局部用毛巾做湿热敷，每次10分钟，每天2次，注意温度不要过高，以免烫伤。另外，患者宜在恢复期进行面部锻炼，如对镜做鼓腮、皱眉等可缩短病程。

● chapter 02 脚部按摩治疗外科、骨科病症 >>>

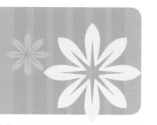

01 | 尿石症

尿石症是泌尿系统各部位结石病的总称，是泌尿系统的常见病。根据结石所在部位的不同，分为输尿管结石、膀胱结石、尿道结石、肾结石。本病的形成与环境因素、全身性病变及泌尿系统疾病有密切关系。其典型临床表现为腰腹绞痛、血尿，或伴有尿频、尿急、尿痛等泌尿系统梗阻和感染的症状。

尿石症属于中医"砂淋"、"石淋"、"血淋"范畴。脚部按摩疗法治疗尿石症具有一定的排石作用，但排石效果除与脚部按摩的手法、取穴、治疗时间和疗程长短有关外，还取决于结石的位置、大小和形态。一般结石位于输尿管中下段较输尿管上段及肾盂内容易排出；结石小于1厘米者较易排出，1厘米以上者则难以排出；光滑的结石较易排出，而菱形者排出困难；结石久而粘连者不易排出。脚部按摩可使输尿管蠕动加强，排空加快，从而有利于结石的排出。

🔘 选用反射区

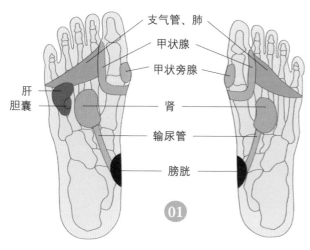

支气管、肺
甲状腺
甲状旁腺
肝
胆囊
肾
输尿管
膀胱

01

◆ **病理反射区** 肾、输尿管、膀胱、尿道、肺、肝、胆囊、甲状腺、甲状旁腺、胸椎、腰椎、下身淋巴结等。

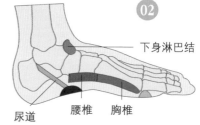

02

下身淋巴结

尿道 腰椎 胸椎

🔟 按摩方法　每次按摩30～40分钟，每日1次，10～15天为1疗程。

01 依次食指扣拳法顶压肾、膀胱反射区各100次，按摩力度以局部胀痛为宜。

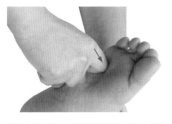

1-1 顶压肾反射区

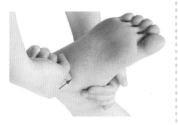

1-2 顶压膀胱反射区

02 拇指指腹推压法推按输尿管反射区100次。

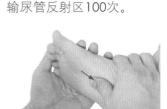

推按输尿管反射区

03 拇指指腹推压法推按肺、支气管反射区50次。

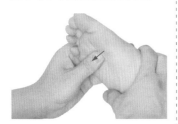

推按肺、支气管反射区

04 食指扣拳法顶压肝、胆囊、甲状旁腺、胸椎、腰椎、下身淋巴结反射区各50次。

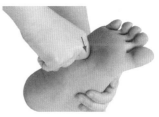

4-1 顶压肝反射区

4-2 顶压胆囊反射区

05 拇指指腹推压法推按甲状腺、尿道反射区50次。

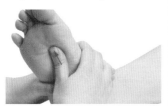

5-1 推按甲状腺反射区

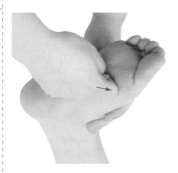

4-3 顶压甲状旁腺反射区

4-4 顶压胸椎反射区

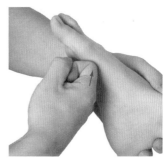

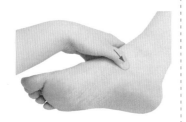

5-2 推按尿道反射区

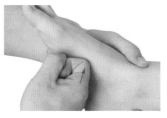

4-5 顶压腰椎反射区

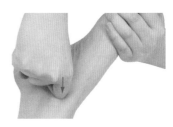

4-6 顶压下身淋巴结反射区

● chapter 02　脚部按摩治疗外科、骨科病症 >>>

02 | 痔疮

痔疮是一种常见病、多发病,俗话说"十人九痔"。痔疮是指肛门、直肠下端静脉曲张,静脉血液回流受阻所出现的青紫色、圆形或椭圆形包块状静脉团。在齿线以上,表面覆盖黏膜的称为内痔;在齿线以下,表面覆盖皮肤的称为外痔;内外痔连为一体的称为混合痔。其临床症状除痔核外,还有肛门肿痛、瘙痒、出血等。因此,本病的防治非常重要。便秘和妊娠是引起痔疮常见的原因。

脚部按摩疗法可有效预防痔疮。治疗的主要原理是通过按摩一定的穴位,来促进患部的血液循环,消肿散结;同时增进胃肠蠕动,避免便秘的发生。对年老体弱者还能促进新陈代谢,增强机体的免疫功能。

选用反射区

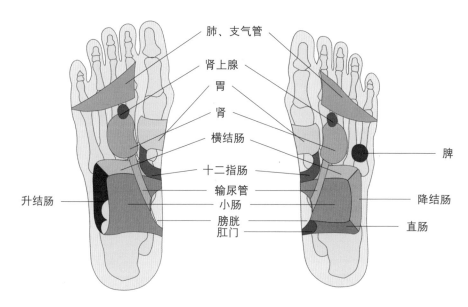

肺、支气管
肾上腺
胃
肾
横结肠
十二指肠
输尿管
小肠
膀胱
肛门
脾
升结肠
降结肠
直肠

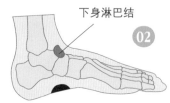

下身淋巴结

02

◆**病理反射区** 直肠、肛门、胃、十二指肠、小肠、升结肠、横结肠、降结肠、肾、输尿管、膀胱、肺、脾、肾上腺、下身淋巴结等。

⊕ 按摩方法　每次按摩30～40分钟，每日1次，10～15天为1疗程。

● 01 依次食指扣拳法顶压肛门、胃、十二指肠反射区各50次，以局部胀痛为宜。

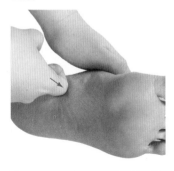 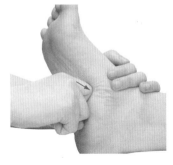 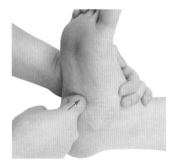

1-1 顶压肛门反射区　　　　　1-2 顶压胃反射区　　　　　　1-3 顶压十二指肠反射区

● 02 从脚趾向脚跟方向拇指指腹推压法推按小肠反射区50次，由脚跟向脚趾方向拇指指腹推压法推按升结肠反射区50次，从右向左拇指指腹推压法推按横结肠反射区50次，从脚趾向脚跟方向拇指指腹推压法推按降结肠反射区50次，从脚外侧向脚内侧拇指指腹推压法推按直肠反射区50次。

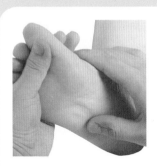 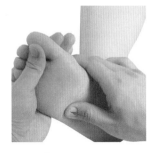 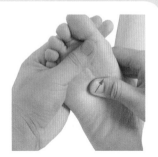

2-1 推按小肠反射区　　　　　2-2 推按升结肠反射区　　　　2-3 推按横结肠反射区

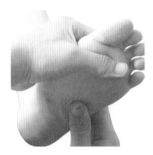 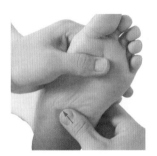

2-4 推按降结肠反射区　　　　2-5 推按直肠反射区

03 依次食指扣拳法顶压肾、膀胱反射区各50次。

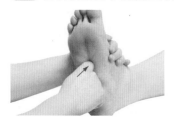 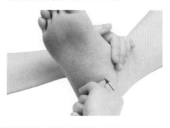

3-1 顶压肾反射区　　　　　3-2 顶压膀胱反射区

04 拇指指腹推压法推按
输尿管反射区50次。

05 拇指指腹推压法推按
肺、支气管反射区50次。

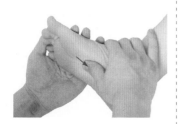 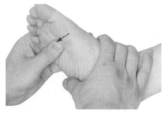

推按输尿管反射区　　　　推按肺、支气管反射区

+ 调护

▶患者应少吃辛辣刺激性食物，养成良好的大便习惯，如每天1次，防止便秘，坚持每天早、晚各做10次收缩肛门运动，对于防治痔疮极为有效。

▶养成定时排便的习惯。

▶选择正确的治疗便秘的方法，必要时要去看医生。

▶保持肛门周围清洁，因为肛门是排泄粪便的地方。

▶预防痔疮的方法有很多，只要注意生活细节，不仅可以预防和减少痔疮，还可以防止痔疮发作。

06 食指扣拳法顶压脾、肾上腺、下身淋巴结反射区各30次。

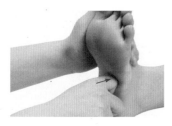 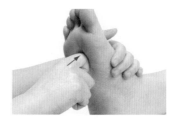 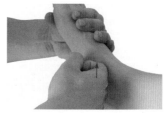

6-1 顶压脾反射区　　　6-2 顶压肾上腺反射区　　　6-3 顶压下身淋巴结反射区

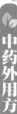中药外用方

1 蒲公英、椿根白皮、土茯苓各30克，生地榆12克，金银花、大黄各15克，明矾9克，冰片3克。上药加清水1500毫升，水煎洗脚，每日1～2次。主治各类痔疮。

2 南瓜适量，将南瓜洗净切片，加清水煮汤，熏洗患处；再将南瓜片烧炭存性，研末，涂于患处。每天2次，连用7～10天。适用于各种痔疮。

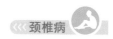

● chapter 02 脚部按摩治疗外科、骨科病症 ＞＞

03 颈椎病

颈椎病又称颈椎综合征或颈肩综合征。是指因颈椎间盘退行性改变、颈椎骨质增生而导致颈部关节失稳，引起颈椎、关节及颈部软组织发生一系列病理变化，从而刺激、压迫颈神经根、椎动脉、颈部脊髓或交感神经而产生的综合征。

颈椎间盘及其周围软组织的退行性改变是本病的主要症状，颈部的急、慢性损伤或过度疲劳是本病的诱发因素。颈椎病多发于中老年人，发病年龄一般在40岁以上，年龄较轻者少见。中医称此病为"颈项病"、"肩臂痛"，因肝肾不足、气血亏虚，加之长期伏案低头工作，久劳伤筋，或因颈部外伤及感受风、寒、湿之邪，痹阻经络而发病。

脚部按摩疗法配合功能锻炼，治疗颈椎病疗效较好，对神经根型颈椎病疗效尤佳。脚部按摩可以解除患部肌肉和血管的痉挛，改善血液循环，增强局部的血液供应，促进病变组织的修复；同时有利于消除肿胀，缓解对神经根或其他组织的压迫，从而减轻或消除临床症状。

➕ 选用反射区

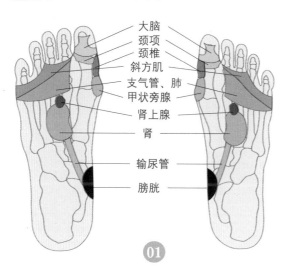

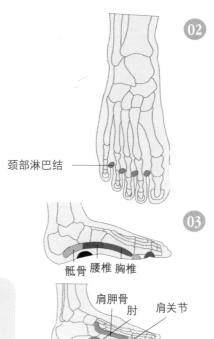

◆ **病理反射区** 颈椎、颈项、大脑、肾、输尿管、膀胱、肺、肩关节、斜方肌、肩胛骨、颈部淋巴结、肘、胸椎、腰椎、骶骨、甲状旁腺、肾上腺等。

➕ 按摩方法 每次按摩30～40分钟，每日1次，10～15天为1疗程。

01 依次食指扣拳法顶压肾、膀胱反射区各50次，按摩力度以局部胀痛为宜。

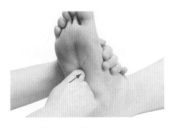

1-1 顶压肾反射区

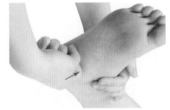

1-2 顶压膀胱反射区

02 拇指指腹推压法推按输尿管反射区50次。

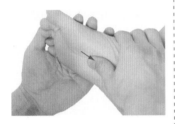

推按输尿管反射区

03 拇指指腹推压法推按肺、支气管反射区50次。

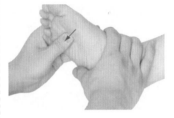

推按肺、支气管反射区

➕ 调护

▶患者不宜低头工作过久，也要避免不正常的体位，如躺在床上看电视，避免头顶或手持重物。睡枕不宜过高、过低、过硬，并注意局部保暖。颈椎牵引和颈托对颈椎病的治疗有一定帮助。

▶反复落枕，即为颈椎病的先兆，故落枕的治疗与颈椎病的治疗大同小异。可选择颈项、颈椎、肩、斜方肌等反射区和上述经穴反复按压。在按压时，嘱咐患者转动颈项，这样效果会更好。每次20分钟左右，每天1～2次。注意睡眠姿势和局部保暖。

04 食指扣拳法顶压颈椎、颈项、肩胛骨、大脑反射区各50次。

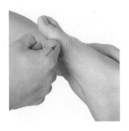

4-1 顶压颈椎反射区

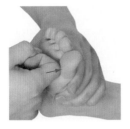

4-2 顶压颈项反射区

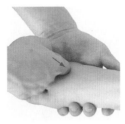

4-3 顶压肩胛骨反射区

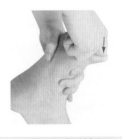

4-4 顶压大脑反射区

🌿 中药外用方

1 葛根、伸筋草各50克，白芍、丹参、秦艽各30克，鸡血藤、桑枝各20克，上药加清水1500毫升，水煎洗脚，每日1～2次。主治颈椎病颈项不适。

2 川芎15克，白芷15克，鳙鱼头1个、生姜、葱、盐、料酒各适量；川芎、白芷分别切片，与洗净的鳙鱼头一起放入锅内；加姜、葱、盐、料酒、水适量；先用旺火烧沸后，改用文火炖熟即可食用。

●05 食指扣拳法顶压肩胛骨、斜方肌、头颈淋巴结、肘、甲状旁腺、肾上腺反射区各50次。

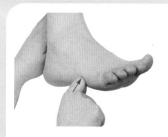

5-1 顶压肩胛骨反射区

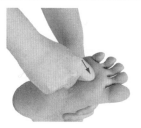

5-2 顶压斜方肌反射区

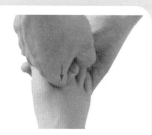

5-3 顶压头颈淋巴结反射区

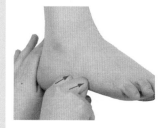

5-4 顶压肘反射区

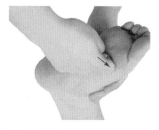

5-5 顶压甲状旁腺反射区

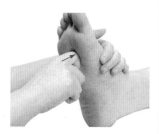

5-6 顶压肾上腺反射区

●06 向脚跟方向依序拇指指腹推压法推按胸椎、腰椎、骶骨反射区50次。

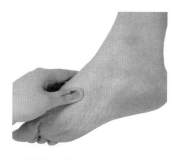

6-1 推按胸椎反射区

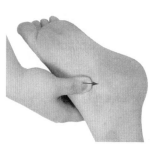

6-2 顶压腰椎反射区

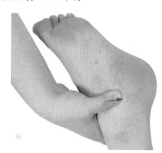

6-3 顶压骶骨反射区

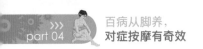
● chapter 02　脚部按摩治疗外科、骨科病症 ≫≫

04｜肩周炎

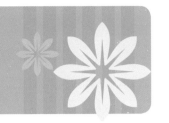

　　肩周炎最常见的症状是肩关节疼痛，初起时常感到肩部酸楚疼痛，疼痛可急性发作，但多数呈慢性，昼轻夜重，以后疼痛逐渐向颈项及上肢扩散，肩关节活动及着凉时疼痛明显，后期则因肩关节广泛粘连，肩关节活动受限加重而疼痛减轻。

　　根据肩关节功能受限情况，可将肩关节周围炎分为3期：①早期(冻结进行期)：以疼痛为主，功能受限不明显；②中期(冻结期)：疼痛逐渐呈持续性，功能受限逐渐加重；③后期(解冻期)：疼痛减轻，活动范围逐渐扩大。

　　脚部按摩疗法配合肩关节功能锻炼，治疗肩关节周围炎疗效显著。脚部按摩可改善患部的血液循环，加速渗出物的吸收，起到通络止痛的作用；功能锻炼可以松解粘连、滑利关节，以促进肩关节功能的恢复，两者相得益彰。

⊕ 选用反射区

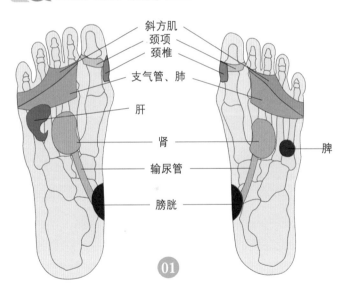

斜方肌
颈项
颈椎
支气管、肺
肝
肾
脾
输尿管
膀胱

01

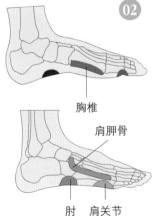

02

胸椎
肩胛骨
肘　肩关节

◆ **病理反射区** 肩关节、肩胛骨、斜方肌、肾、输尿管、膀胱、肺、颈项、肘、颈椎、胸椎、肝、脾等。

按摩方法

每次按摩30～40分钟，每日1次，10～15天为1疗程。

01 依次食指扣拳法顶压肾、膀胱反射区各50次，按摩力度以局部胀痛为宜。

02 拇指指腹推压法推按输尿管反射区50次。

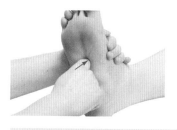

1-1 顶压肾反射区

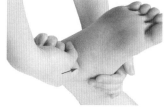

1-2 顶压膀胱反射区

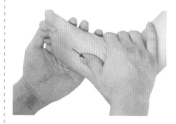

推按输尿管反射区

03 食指扣拳法顶压肩关节、肩胛骨、斜方肌反射区各50次。

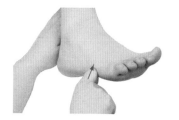

3-1 顶压肩关节反射区

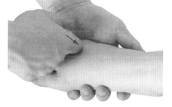

3-2 顶压肩胛骨反射区

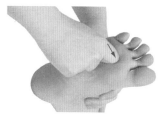

3-3 顶压斜方肌反射区

04 食指扣拳法顶压颈项、肘、颈椎、胸椎、肝、脾、肺、支气管反射区各50次。

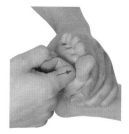

4-1 顶压颈项反射区

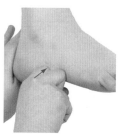

4-2 顶压肘反射区

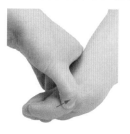

4-3 顶压颈椎反射区

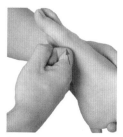

4-4 顶压胸椎反射区

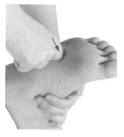

4-5 顶压肝反射区

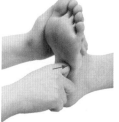

4-6 顶压脾反射区

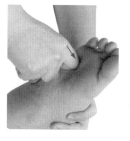

4-7 顶压肺、支气管反射区

✚ 调护

▶治疗期间，免提重物，注意局部保暖。可配合局部热敷，每天1次，每次10分钟。水温不要过高，以免烫伤。

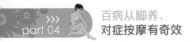
● chapter 02　脚部按摩治疗外科、骨科病症 >>>

05 | 急性腰扭伤

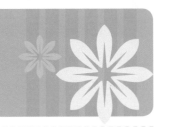

　　急性腰扭伤俗称"闪腰"，是腰部肌肉、韧带、筋膜、椎间小关节、腰骶关节的急性损伤，多为突然遭受间接外力所致。损伤可使腰部肌肉、韧带、筋膜和关节囊等组织受到过度牵拉、扭转，甚至撕裂，而出现腰痛剧烈、腰部活动受限，乃至卧床难起等一系列临床症状。患者腰部常有明显的压痛点，腰部及下肢的活动会导致疼痛加剧。此病多见于男性。急性腰扭伤若损伤严重且不及时治疗或处理不当，可使症状长期存在，而演变成慢性腰痛。

　　脚部按摩可以舒筋活络、活血止痛，对于治疗急性腰扭伤有较好的疗效。

➕ 选用反射区

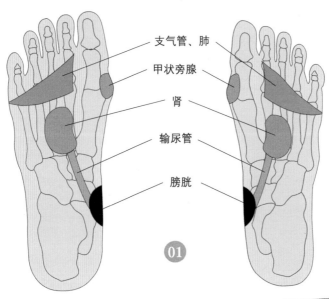

　　支气管、肺
　　甲状旁腺
　　肾
　　输尿管
　　膀胱

01

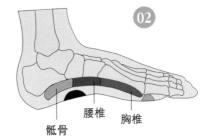

02

骶骨　腰椎　胸椎

◆**病理反射区** 腰椎、肺、甲状旁腺、胸椎、骶骨、肾、输尿管、膀胱等。

🔟 按摩方法 每次按摩30~40分钟，每日1次，10~15天为1疗程。

01 食指扣拳法顶压肾、膀胱反射区各50次，按摩力度以局部胀痛为宜。

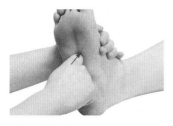 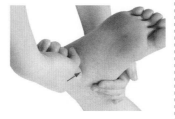

1-1 顶压肾反射区　　　　　　1-2 顶压膀胱反射区

02 拇指指腹推压法推按输尿管反射区50次。

03 拇指指腹推压法推按肺、支气管反射区50次。

05 食指扣拳法顶压甲状旁腺50次。

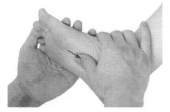 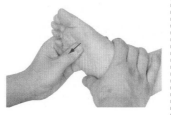 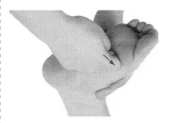

推按输尿管反射区　　　　推按肺、支气管反射区　　　顶压甲状旁腺反射区

04 向脚跟方向拇指指腹推压法推按胸椎、腰椎、骶骨反射区各50次。

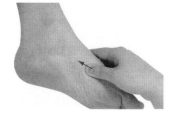 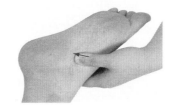 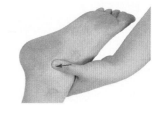

4-1 推按胸椎反射区　　　4-2 推按腰椎反射区　　　4-3 推按骶骨反射区

中药外用方

1 海桐皮、透骨草、红花、丹皮、大黄各15克，乳香、没药各9克，川牛膝15克。上药加清水500毫升，水煎洗脚。每日1~2次。主治腰扭伤、软组织损伤。

2 猪腰2只（去筋膜切碎），加核桃仁60克，黑豆90克和适量水煮熟，加点盐及葱、姜调味服食。每日1次，连服3~5天。

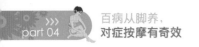
● chapter 02 脚部按摩治疗外科、骨科病症 ▶▶▶

06 | 慢性腰肌劳损

慢性腰肌劳损又称"功能性腰痛"或"腰背肌筋膜炎"等，主要是指腰骶部肌肉、筋膜等软组织慢性损伤。多由急性腰扭伤后失治、误治，反复多次损伤；或由于劳动中长期保持某种不平衡体位，如长期从事弯腰工作；或由于习惯性姿势不良等引起。腰骶椎先天性畸形者，使腰骶部两侧活动不一致，更易导致腰骶部软组织的疲劳而引起腰痛。患者有长期腰痛史，反复发作。腰骶部一侧或两侧酸痛不舒，时轻时重，缠绵不愈。酸痛在劳累后加剧，休息后减轻，并与天气变化有关。在急性发作时，各种症状均显著加重，腰部活动受限。

中医认为本病系肝肾不足，加之风、寒、湿邪滞留肌肉筋脉或劳损损伤筋脉而致腰痛。脚部按摩疗法对腰背部的软组织劳损有良好的治疗效果。脚部按摩既可以补益肝肾、疏利筋骨、通络止痛，还能增强机体的免疫功能，促进本病的康复。

🔍 选用反射区

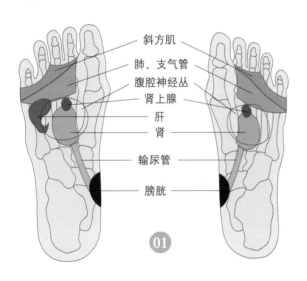

斜方肌
肺、支气管
腹腔神经丛
肾上腺
肝
肾
输尿管
膀胱

01

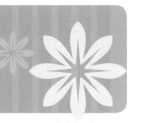

下身淋巴结

胸部淋巴腺
颈部淋巴结

02

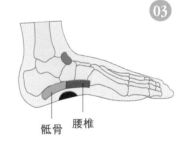

骶骨　腰椎

03

◆**病理反射区** 肾、肝、肾上腺、输尿管、膀胱、肺、腰椎、骶骨、头颈淋巴结、胸部淋巴结、下身淋巴结、腹腔神经丛、斜方肌等。

➕ 按摩方法　每次按摩30～40分钟，每日1次，10～15天为1疗程。

01 依次食指扣拳法顶压肾、肝、肾上腺、膀胱反射区各50次，以局部胀痛为宜。

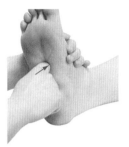
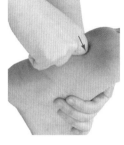
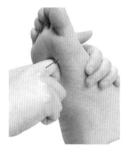
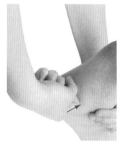

1-1 顶压肾反射区　　1-2 顶压肝反射区　　1-3 顶压肾上腺反射区　　1-4 顶压膀胱反射区

02 拇指指腹推压法推按输尿管反射区50次。

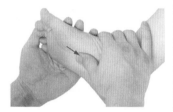

推按输尿管反射区

03 拇指指腹推压法推按肺、支气管反射区50次。

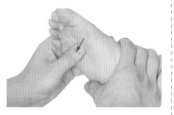

推按肺、支气管反射区

06 食指扣拳法顶压腹腔神经丛、斜方肌反射区各20次。

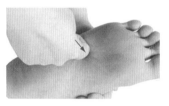

6-1 顶压腹腔神经丛反射区

04 拇指指腹推压法推按腰椎、骶骨反射区各50次。

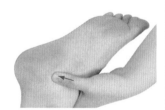

4-1 推按腰椎反射区　　4-2 推按骶骨反射区

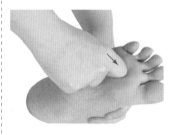

6-2 顶压斜方肌反射区

05 食指扣拳法顶压头颈淋巴结、胸部淋巴腺、下身淋巴结反射区各50次。

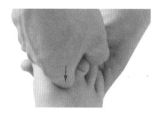
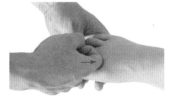
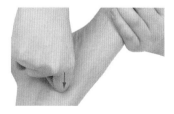

5-1 顶压头颈淋巴结反射区　　5-2 顶压胸部淋巴腺反射区　　5-3 顶压下身淋巴结反射区

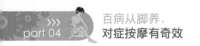
● chapter 02 脚部按摩治疗外科、骨科病症 ▷▷▷

07 | 腰椎间盘突出症

腰椎间盘突出症又称"腰椎间盘纤维环破裂症"、"腰椎间盘脱出症"等，是因椎间盘退变、破裂后压迫神经根而出现的综合征。主要症状是腰痛伴有下肢放射痛，咳嗽、喷嚏、用力排便、步行、弯腰、伸膝起坐等都会使疼痛加重，腰部活动受限，脊柱侧弯，后期可出现小腿和脚部麻木、下肢肌力下降和患肢温度降低等症状，腰部可找到压痛点。CT可证实病变部位，以腰4～5和腰5～骶1之间椎间盘突出最为多见。本病好发于20～40岁的青壮年。多数病人有外伤史或受凉史。

脚部按摩可以解除腰、臀部肌肉痉挛，从而降低椎间盘盘内压力，有利于突出物的回纳；加强腰部的血液循环，有利于消除局部水肿、松解粘连，促进损伤的神经根恢复功能。

⊕ 选用反射区

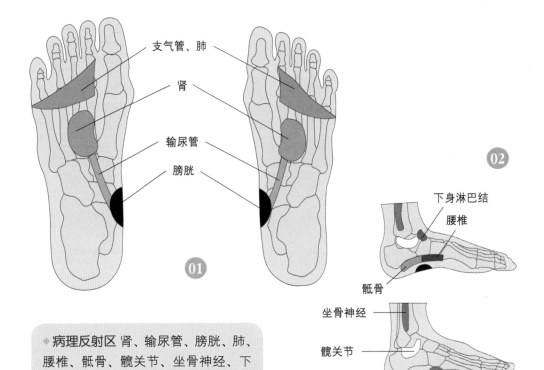

支气管、肺
肾
输尿管
膀胱

01

02

下身淋巴结
腰椎
骶骨
坐骨神经
髋关节
肘　肩关节

◆**病理反射区** 肾、输尿管、膀胱、肺、腰椎、骶骨、髋关节、坐骨神经、下身淋巴结、肩关节、肘等。

➕ 按摩方法 每次按摩30～40分钟，每日1次，10～15天为1疗程。

01 依次食指扣拳法顶压肾、膀胱反射区各50次，按摩力度以局部胀痛为宜。

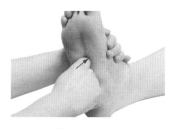

1-1 顶压肾反射区

1-2 顶压膀胱反射区

04 食指扣拳法顶压腰椎、骶骨反射区各50次。

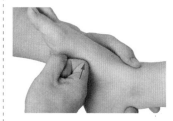

4-1 顶压腰椎反射区

02 拇指指腹推压法推按输尿管反射区50次。

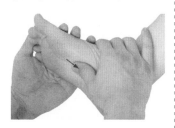

推按输尿管反射区

03 拇指指腹推压法推按肺、支气管反射区50次。

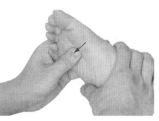

推按肺、支气管反射区

4-2 顶压骶骨反射区

05 食指扣拳法顶压下身淋巴结、肩关节、肘反射区各50次。

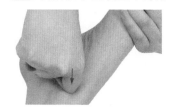

5-1 顶压下身淋巴结反射区

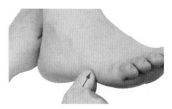

5-2 顶压肩关节反射区

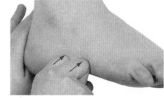

5-3 顶压肘反射区

06 拇指指腹推压法推按髋关节、坐骨神经反射区各50次。

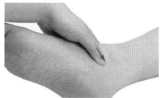

6-1 推按髋关节反射区

6-2 推按坐骨神经反射区

➕ **调护**

▶中央型腰椎间盘突出症，伴有脊髓或马尾神经受压症状，如大小便功能障碍等，不宜脚部按摩。应考虑手术或其他疗法。

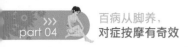

● chapter 02 脚部按摩治疗外科、骨科病症 >>

08 | 坐骨神经痛

坐骨神经是全身最大、最长的一条神经，其支配运动和感觉的区域非常广泛。坐骨神经痛是指在坐骨神经通路及其分布区内的疼痛。坐骨神经痛多是持续性疼痛并阵发性加剧。疼痛呈钝痛、刺痛、烧灼痛或刀割样痛，从臀部沿大腿后面、小腿后外侧向脚部放射，行走、咳嗽、喷嚏、弯腰、活动下肢时疼痛加重。

本病多发于青壮年，男性多于女性，属中医"痹证"、"筋痹"、"腰腿痛"等范畴。其发病原因复杂，常由坐骨神经炎、腰椎间盘突出、腰椎结核、骶髂关节炎、盆腔炎、臀部外伤等引起。

脚部按摩疗法对于治疗坐骨神经痛疗效显著，治疗越早，疗效越好，疗程越短。脚部按摩可调节改善全身的功能状态，疏导患部经气，加强患部血液循环，促进神经功能恢复。

⊕ 选用反射区

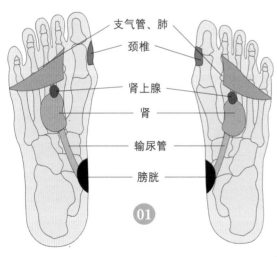

支气管、肺
颈椎
肾上腺
肾
输尿管
膀胱

01

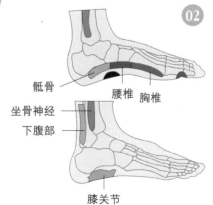

02

骶骨
腰椎 胸椎
坐骨神经
下腹部
膝关节

◆ **病理反射区** 肾、输尿管、膀胱、肺、坐骨神经、肾上腺、颈椎、胸椎、腰椎、骶骨、膝关节、下腹部等。

按摩方法

每次按摩30～40分钟，每日1次，10～15天为1疗程。

01 依次食指扣拳法顶压肾、膀胱、坐骨神经、肾上腺反射区各50次，以局部胀痛为宜。

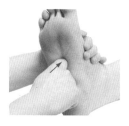 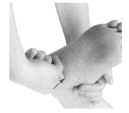 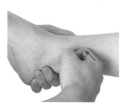 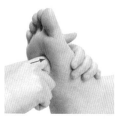

| 1-1 顶压肾反射区 | 1-2 顶压膀胱反射区 | 1-3 顶压坐骨神经反射区 | 1-4 顶压肾上腺反射区 |

02 拇指指腹推压法推按输尿管反射区50次。

03 拇指指腹推压法推按肺、支气管反射区50次。

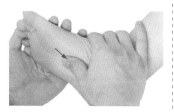 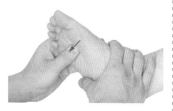

推按输尿管反射区　　推按肺、支气管反射区

调护

▶本病发作期间，应卧硬板床，以卧床休息为主，这样有助于缓解症状，但卧床时间不宜过久，一般不要超过3～4周，症状缓解时，可下床逐渐锻炼，如做腰肌锻炼、打太极拳等。

04 向脚跟方向依序拇指指腹推压法推按颈椎、胸椎、腰椎、骶骨反射区50次。

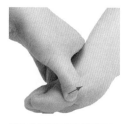 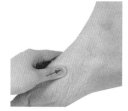 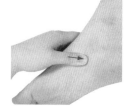 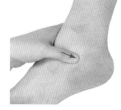

4-1 推按颈椎反射区　4-2 推按胸椎反射区　4-3 推按腰椎反射区　4-4 推按骶骨反射区

05 食指扣拳法顶压膝关节反射区30次。

06 拇指指腹推按法推按下腹部反射区30次。

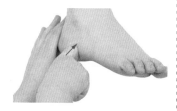 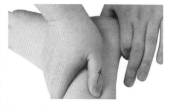

顶压膝关节反射区　　推按下腹部反射区

中药外用方

透骨草30克，路路通、制川乌、制草乌各20克，独活、鸡血藤各15克，加清水500毫升，水煎洗脚。每日1～2次。治坐骨神经痛。

● chapter 02　脚部按摩治疗外科、骨科病症 ▷▷

09 | 膝关节骨性关节炎

骨性关节炎是一种常见的慢性退行性关节炎，又称为"骨关节病"、"退行性关节病"、"肥大性关节病"，以关节软骨变性、骨赘形成和软骨下骨质囊性变为特点。临床主要表现：逐渐加重的关节疼痛、肿胀和僵立，严重者出现关节功能障碍和畸形。

膝关节骨性关节炎又称"肥大性膝关节炎"、"增生性或退行性膝关节炎"，常发生在45岁以上或体重过重者身上。其病因可有外伤、姿势不正、内分泌紊乱及遗传等。特点为膝关节软骨变性及唇样骨质增生，产生骨赘压迫膝关节周围组织而产生膝关节持续性钝痛或酸胀，晨起觉得疼痛加重且关节僵硬，活动片刻则症状减轻，如关节活动过多则症状又加重，出现屈伸不便等一系列临床表现。属于中医"痹证"范畴。

脚部按摩疗法对于膝关节各类病痛有较好的疗效。脚部按摩可加强膝关节的血液循环，促进局部水肿的吸收，并且能松解粘连、滑利关节。

⊕ 选用反射区

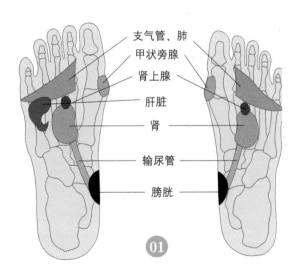

支气管、肺
甲状旁腺
肾上腺
肝脏
肾
输尿管
膀胱

01

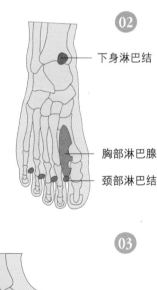

02

下身淋巴结

胸部淋巴腺
颈部淋巴结

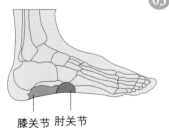

03

膝关节　肘关节

◆病理反射区 膝关节、肾、肾上腺、肝、输尿管、膀胱、肺、甲状旁腺、头颈淋巴结、胸部淋巴腺、下身淋巴结、肘关节等。

🅰 按摩方法　每次按摩30～40分钟，每日1次，10～15天为1疗程。

●01 依次食指扣拳法顶压膝关节、肾、肝、肾上腺、膀胱、甲状旁腺反射区各10次，以局部胀痛为宜。

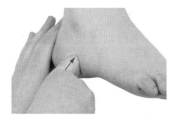

1-1 顶压膝关节反射区

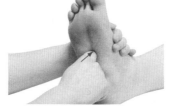

1-2 顶压肾反射区

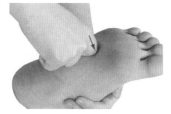

1-3 顶压肝反射区

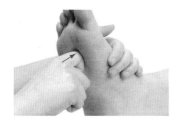

1-4 顶压肾上腺反射区

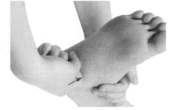

1-5 顶压膀胱反射区

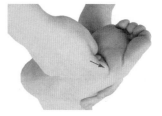

1-6 顶压甲状旁腺反射区

●02 拇指指腹推压法推按输尿管反射区50次。

●03 拇指指腹推压法推按肺、支气管反射区50次。

🅰 调护

▶患者可配合湿热敷，每天1次，每次10分钟，水温不要太高，以免烫伤。可使用艾条悬灸，每天1次，每次10分钟，可与热敷交替使用，或早、晚各1次。

▶患者平时应注意保暖，避免肢体关节过多劳累。

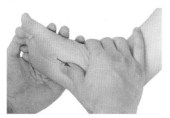

推按输尿管反射区

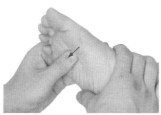

推按肺、支气管反射区

●04 食指扣拳法顶压颈部淋巴结、胸部淋巴腺、下身淋巴结、肘关节反射区各50次。

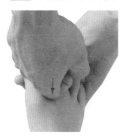

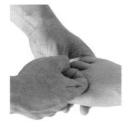

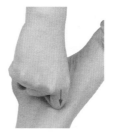

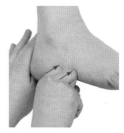

4-1 顶压颈部淋巴结反射区　4-2 顶压胸部淋巴腺反射区　4-3 顶压下身淋巴结反射区　4-4 顶压肘关节反射区

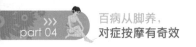

● chapter 02　脚部按摩治疗外科、骨科病症 >>>

10 | 踝关节扭伤

　　踝关节扭伤多因在不平的路面行走、跑步、跳跃或上下楼梯时踝关节突然强力内翻或外翻损伤而出现踝部明显肿胀疼痛，脚不能着地行走，内外踝前下方均有压痛感，皮肤呈紫色等临床症状。由于踝关节解剖特点，踝关节扭伤以内翻损伤多见。

　　脚部按摩疗法治疗踝关节扭伤效果极佳。脚部按摩可活血化瘀、消肿止痛、松解粘连、滑利关节。

选用反射区

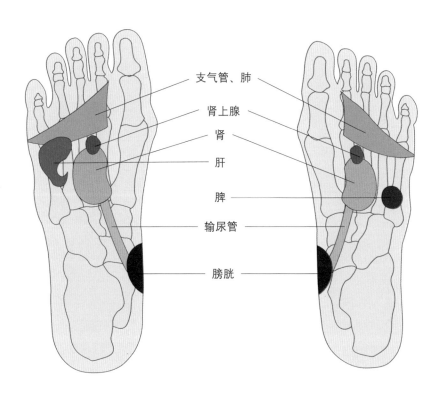

支气管、肺
肾上腺
肾
肝
脾
输尿管
膀胱

◆**病理反射区** 肾、肾上腺、输尿管、膀胱、肺、脾、肝等。

按摩方法

每次按摩15～20分钟，每日2次，5～7天为1疗程。

01 依次食指扣拳法顶压肾、肾上腺、膀胱反射区各50次，按摩力度以局部胀痛为宜。

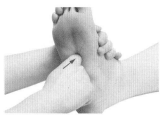

1-1 顶压肾反射区

1-2 顶压肾上腺反射区

1-3 顶压膀胱反射区

02 拇指指腹推压法推按输尿管反射区50次。

03 拇指指腹推压法推按肺、支气管反射区50次。

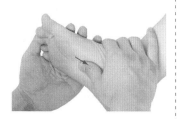

推按输尿管反射区

推按肺、支气管反射区

04 依次食指扣拳法顶压脾、肝反射区各50次。

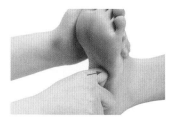

4-1 顶压脾反射区

4-2 顶压肝反射区

✚ 调 护

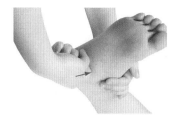

▶ 急性损伤24小时内可做冷敷，禁止热敷。慢性期本病配合热敷疗效更好，每天1～2次，每次10分钟。

▶ 踝关节扭伤非常多见，但应排除骨折。

▶ 抬高患肢，有利于促进血液循环和回流，从而对消除肿胀有很大的帮助。

▶ 肿胀消退后，用绷带适当加压包扎。

▶ 肿胀10天不消的应积极抓紧治疗，防止瘀血不化，形成粘连，使踝关节强直发硬，时间长了会造成关节周围的骨化。

中药外用方

1 威灵仙50克，生甘草60克，松树针60克。上药加清水500毫升，水煎洗脚。每日1～2次。主要治疗骨性关节炎等病症。

2 生姜末30克，鸡蛋清2个，食盐少许。将上3味搅拌混匀，敷于肿痛处。每天2～3次。主治关节扭伤肿胀。

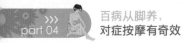
● chapter 02 脚部按摩治疗外科、骨科病症 >>>

11 | 类风湿性关节炎

类风湿性关节炎是以慢性对称性多关节炎为主要表现的一种全身性自身免疫性疾病。其关节病变主要累及滑膜组织，常见症状是早期游走性关节疼痛、肿胀和功能障碍，晚期可引起关节的强直、畸形和功能丧失，最终导致残废。

患者以20～45岁的青壮年为多，女性为男性的3倍，儿童和老年少见。本病的病程大多数迁延许多年，在进程中可有多次缓解和复发交替，有时缓解期可持续很长时间。

类风湿关节炎属于中医"顽痹"、"历节病"、"白虎历节"、"痛风"、"尪痹"等范畴。脚部按摩疗法是治疗类风湿关节炎常用的辅助方法，长期坚持运用，并结合药物治疗和功能锻炼，可防止病情的加重。脚部按摩可调整机体的免疫功能，改善患部血液循环，消除局部炎症，从而减轻症状。

⊕ 选用反射区

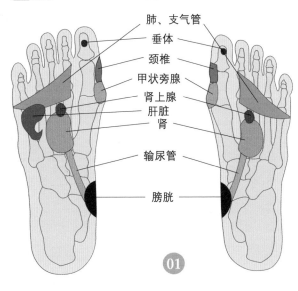

肺、支气管
垂体
颈椎
甲状旁腺
肾上腺
肝脏
肾
输尿管
膀胱

01

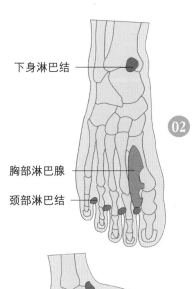

下身淋巴结

02

胸部淋巴腺
颈部淋巴结

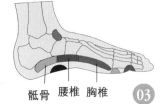

骶骨 腰椎 胸椎

03

◆**病理反射区** 垂体、肾、肾上腺、输尿管、肝、膀胱、肺、甲状旁腺、胸椎、腰椎、骶骨、颈椎、胸部淋巴腺、头颈淋巴结、下身淋巴结等。

按摩方法 每次按摩30～40分钟，每日1次，10～15天为1疗程。

01 依次食指扣拳法顶压垂体、肾、肝、肾上腺、膀胱、甲状旁腺反射区各50次，按摩力度以局部胀痛为宜。

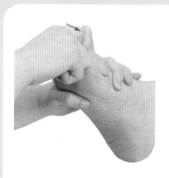

1-1 顶压垂体反射区

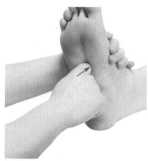

1-2 顶压肾反射区

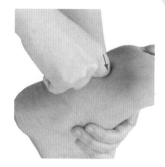

1-3 顶压肝反射区

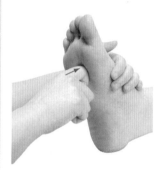

1-4 顶压肾上腺反射区

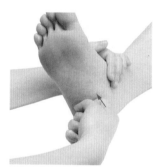

1-5 顶压膀胱反射区

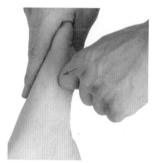

1-6 顶压甲状旁腺反射区

02 拇指指腹推压法推按输尿管反射区50次。

03 拇指指腹推压法推按肺、支气管反射区50次。

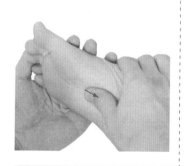

推按输尿管反射区

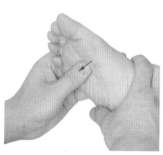

推按肺、支气管反射区

+ 调护

▶风湿性关节炎活动期可参照本病治疗，能缩短药物使用的时间，减少药物的剂量，还能补充药物治本的不足。对具体病变关节相对应的反射区给予充分的按摩，消除局部症状。

▶注意休息，劳逸结合，避免过重体力活动。

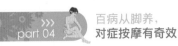

04 向脚跟方向依序拇指指腹推压法推按颈椎、胸椎、腰椎、骶骨反射区30次。

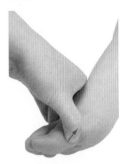 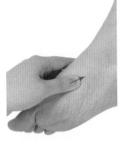 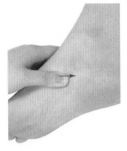 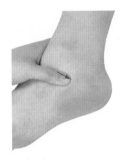

| 4-1 推按颈椎反射区 | 4-2 推按胸椎反射区 | 4-3 推按腰椎反射区 | 4-4 推按骶骨反射区 |

05 食指扣拳法顶压头颈淋巴结、胸部淋巴腺、下身淋巴结反射区各50次。

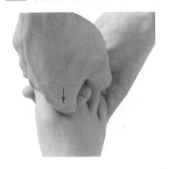 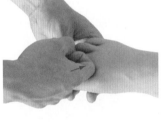 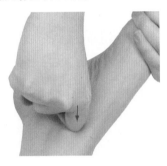

| 5-1 顶压头颈淋巴结反射区 | 5-2 顶压胸部淋巴结反射区 | 5-3 顶压下身淋巴结反射区 |

中药外用方

1 苍术、桑叶、松叶、艾叶适量，煎汤洗患处。用于类风湿性关节炎。

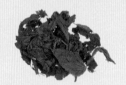

2 马钱子9克，乳香9克，麻黄2克，透骨草30克，细辛10克，甘草9克，上药研粉，装瓶备用。临用时将药粉用香油调成糊状，敷于患处，然后用纱布或塑料布等物覆盖，以纱布固定。每次敷药约24小时，3次为1个疗程。

3 生川乌、生草乌、苍术、乳香、没药、赤芍各15克，细辛、桑寄生各10克，皂角刺20克。行痹加防风、羌活、独活，痛痹加麻黄、附子；着痹加当归、川芎、木通。水煎，药温35～40℃，熏蒸及按摩患处，每次30～60分钟，2日1次，5次为1个疗程。

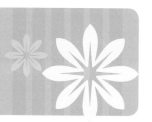

● chapter 02 脚部按摩治疗外科、骨科病症 ▷▷

12│骨质疏松症

骨质疏松症是老年人较常见的一种代谢性骨病。骨质疏松症有的没有任何症状，而以四肢某部骨折或脊椎压缩性骨折而突然发病；有的则以腰背持续性钝痛或剧烈疼痛为特点，背举重物时加重，可因限制活动而减轻症状。身材变短是一个早期的特征，患者常有驼背、上腹部出现横带状角化皮肤、消瘦及食欲减退等现象。X线拍片可见骨密度普遍降低等骨质疏松的表现。

60岁以上的男性发病率约为10%，女性则是男性的3～5倍，即40%左右，本症是女性腰背疼痛的重要原因，是股骨颈骨骨折的主要原因，对老年人的健康长寿威胁很大。性激素水平低下是导致骨质疏松的主要原因。

中医认为骨质疏松是肝肾不足的表现之一，所以脚部按摩从补益肝肾着手，是防治老年骨质疏松症的常用方法之一。

➕ 选用反射区

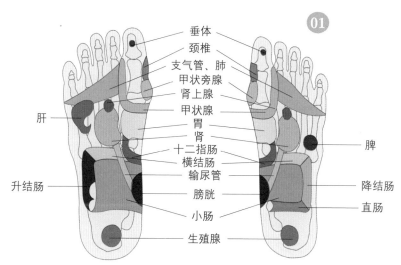

◆ **病理反射区** 肾、肾上腺、生殖腺、输尿管、膀胱、肺、甲状旁腺、垂体、甲状腺、肝、脾、胃、十二指肠、小肠、升结肠、横结肠、降结肠、直肠、颈椎、胸椎、腰椎、骶骨等。

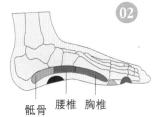

骶骨　腰椎　胸椎

按摩方法 每次按摩30～40分钟，每日1次，10～15天为1疗程。

01 依次食指扣拳法顶压肾、肾上腺、生殖腺、膀胱反射区各50次，以局部胀痛为宜。

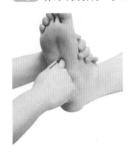 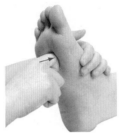 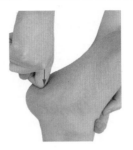 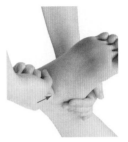

1-1 顶压肾反射区　　　　1-2 顶压肾上腺反射区　　　1-3 顶压生殖腺反射区　　　1-4 顶压膀胱反射区

02 拇指指腹推压法推按输尿管反射区50次。

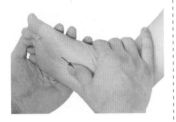

推按输尿管反射区

03 拇指指腹推压法推按肺、支气管反射区50次。

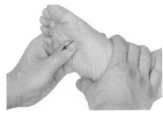

推按肺、支气管反射区

✚ 调护

▶古人养生之食玉泉法为防治本病的良方。玉泉，即口中唾液。具体做法如下：清晨睡醒未起床，即以舌舔上腭，漱口中唾液，使其渐盈满口，灌至舌根，然后分三次咽下去，如此三度九咽。

04 食指扣拳法顶压甲状旁腺、垂体、肝、脾、胃、十二指肠反射区各50次。

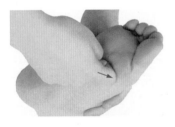 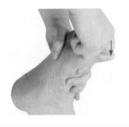 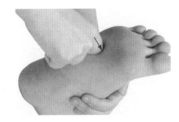

4-1 顶压甲状旁腺反射区　　　4-2 顶压垂体反射区　　　　4-3 顶压肝反射区

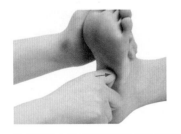 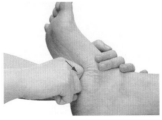 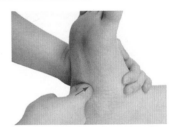

4-4 顶压脾反射区　　　　　4-5 顶压胃反射区　　　　　4-6 顶压十二指肠反射区

05 由脚趾向脚跟方向拇指指腹推压法推按小肠反射区50次，由脚跟向脚趾方向推按升结肠反射区50次，从右向左推按横结肠反射区50次，从脚趾向脚跟方向推按降结肠反射区50次，从脚外侧向脚内侧推按直肠反射区50次。

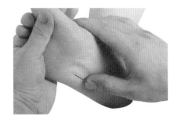

5-1 推按小肠反射区

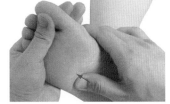

5-2 推按升结肠反射区

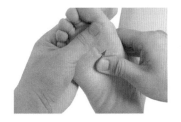

5-3 推按横结肠反射区

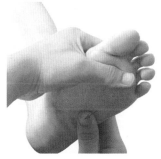

5-4 推按降结肠反射区

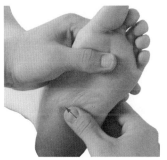

5-5 推按直肠反射区

06 拇指指腹推压法推按甲状腺反射区50次。

推按甲状腺反射区

07 向脚跟方向依序拇指指腹推压法推按颈椎、胸椎、腰椎、骶椎反射区30次。

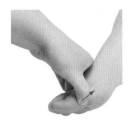

7-1 推按颈椎反射区

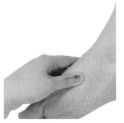

7-2 推按胸椎反射区

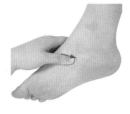

7-3 推按腰椎反射区

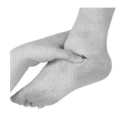

7-4 推按骶骨反射区

中药外用方

1 制附子、仙茅、菟丝子、桑寄生、肉苁蓉、山萸肉、淮山药各15克，熟地、枸杞子、茯苓各30克。上药加清水500毫升，水煎洗脚。每日1～2次。主治骨质疏松。

2 伸筋草30克，炒艾叶20克，五加皮10克，木瓜10克，防风12克，当归18克，丹参20克，桂枝20克，黄芪30克。将以上药味洗净，加清水3000毫升，煎煮30分钟左右，取汁待温泡脚。每天1次，每次30分钟，连用10天为1疗程。具有益气活血、祛风除湿的作用。

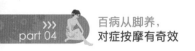
● chapter 03　脚部按摩治疗皮肤科病症 >>

01 | 痤疮

　　痤疮，俗称"粉刺"，是青春发育期的毛囊皮脂腺的慢性炎症性疾病。本病好发于青年，男多于女，好发于颜面部及胸背上部等皮脂腺发达的部位，病变初期为散在性毛囊性丘疹，顶端有粉刺，若将粉刺挤出，可见其下扩大之毛囊口；如合并感染，则为炎性丘疹，发展为脓疮。较浅之损害吸收后遗留点状凹陷性瘢痕及色素沉着。损害不断吸收好转，又不断新起发展，迁延数年，一般青春期后多可自愈。

　　轻症患者，一般不需特别治疗。但面部发作严重者，如不加以控制，会留下许多瘢痕，影响美观。中医学认为痤疮主要由于肺胃内热，上熏额面，血热瘀滞而成。脚部按摩疗法能够清热泻肺，和胃调肠，加强排泄功能，排除体内多余的皮脂及其代谢产物；还能调节内分泌腺的活动，平衡激素水平，从而减少性激素分泌的增加对皮脂腺的影响。

选用反射区

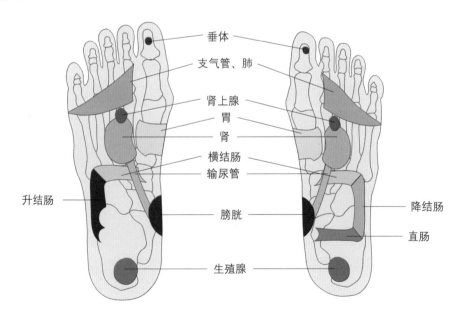

垂体
支气管、肺
肾上腺
胃
肾
横结肠
输尿管
升结肠
膀胱
降结肠
直肠
生殖腺

◆**病理反射区** 肺、肾、输尿管、膀胱、升结肠、横结肠、降结肠、直肠、胃、垂体、肾上腺、生殖腺等。

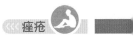

⊕ 按摩方法 每次按摩30~40分钟，每日1次，10~15天为1疗程。

01 依次食指扣拳法顶压肾、膀胱反射区各50次，按摩力度以局部胀痛为宜。

02 拇指指腹推压法推按输尿管反射区50次。

03 拇指指腹推压法推按肺、支气管反射区50次。

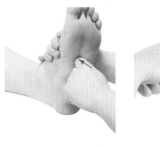

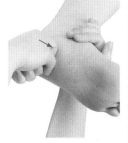

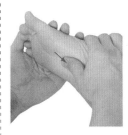

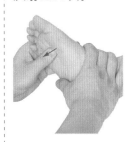

1-1 顶压肾反射区　　　1-2 顶压膀胱反射区　　　推按输尿管反射区　　　推按肺、支气管反射区

04 由脚跟向脚趾方向拇指指腹推压法推按升结肠反射区50次，从右向左推按横结肠反射区50次，从脚趾向脚跟方向推按降结肠反射区50次，从脚外侧向脚内侧推按直肠反射区 50次，依次进行。

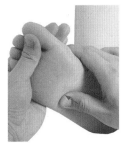

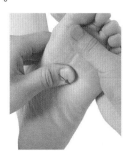

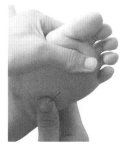

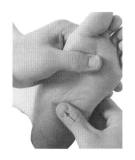

4-1 推按升结肠反射区　　4-2 推按横结肠反射区　　4-3 推按降结肠反射区　　4-4 推按直肠反射区

05 食指扣拳法顶压胃、垂体、肾上腺、生殖腺反射区各50次。

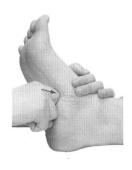

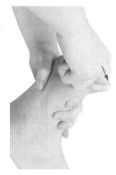

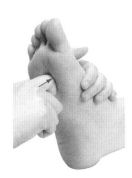

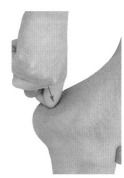

5-1 顶压胃反射区　　　5-2 顶压垂体反射区　　　5-3 顶压肾上腺反射区　　　5-4 顶压生殖腺反射区

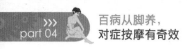

● chapter 03　脚部按摩治疗皮肤科病症 ＞＞＞

02 神经性皮炎

　　神经性皮炎是一种以皮肤苔藓样变及剧烈瘙痒为主症的慢性皮肤病。本病的病因虽还不十分清楚，但与神经因素有明显的关系。根据临床观察，多数病人有头晕、失眠、烦躁易怒、焦虑不安等神经衰弱的症状。如神经衰弱的症状得到改善，神经性皮炎的症状也可能好转。本病多见于青年和成年人，老年人较少见，儿童一般不发病。

　　初起仅局部皮肤瘙痒，经反复搔抓后，患处渐渐出现不规则的扁平丘疹，久而久之，局部皮肤渐渐变厚变硬，成为一片境界清楚的斑块，表皮粗糙而成为苔藓样。顽固性瘙痒，影响睡眠、工作等，多为局部性，好发于颈项部。本病呈慢性病程，常多年不愈，治愈后也易复发。

　　脚部按摩疗法可以宣肺清热除湿，疏肝养心安神，从而达到止痒的目的。脚部按摩还能调节大脑皮质和神经系统功能活动，而且通过神经-体液调节，使机体适应内外环境改变，维持全身正常的功能状态。

➕ 选用反射区

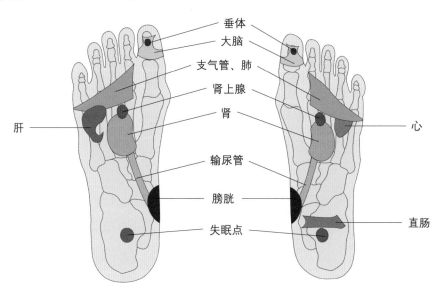

垂体
大脑
支气管、肺
肾上腺
肾
心
肝
输尿管
膀胱
直肠
失眠点

> ◆**病理反射区** 肾、输尿管、膀胱、肺、大脑、心、肝、垂体、肾上腺、失眠点、直肠等。

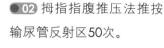

按摩方法 每次按摩30～40分钟，每日1次，10～15天为1疗程。

01 依次食指扣拳法顶压肾、膀胱反射区各50次，按摩力度以局部胀痛为宜。

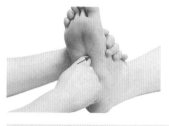

1-1 顶压肾反射区

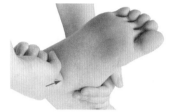

1-2 顶压膀胱反射区

02 拇指指腹推压法推按输尿管反射区50次。

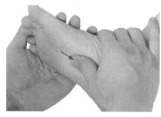

推按输尿管反射区

03 拇指指腹推压法推按肺、支气管反射区50次。

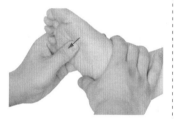

推按肺、支气管反射区

04 食指扣拳法顶压大脑、心、肝、垂体、肾上腺、失眠点反射区各50次。

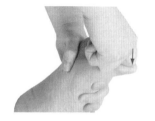

4-1 顶压大脑反射区

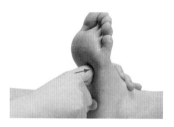

4-2 顶压心反射区

05 从脚外侧向脚内侧推按直肠反射区50次。

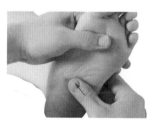

推按直肠反射区

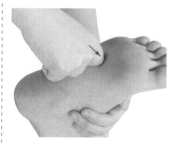

4-3 顶压肝反射区

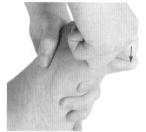

4-4 顶压垂体反射区

✚ 调护

▶结合矿泉治疗和隔姜艾灸可提高疗效，缩短疗程。本病容易复发，最好坚持长期采用脚部按摩疗法。

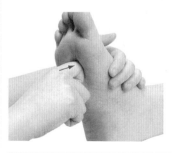

4-5 顶压肾上腺反射区

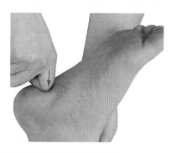

4-6 顶压失眠点反射区

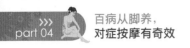
● chapter 03 脚部按摩治疗皮肤科病症 >>

03 | 湿疹

湿疹是一种常见的过敏性、炎症性皮肤病，以对称性分布的多形性皮疹和反复发作为特征。

根据临床表现，一般可分为急性、亚急性和慢性三类。急性者可见丘疹、水疱、脓疱、糜烂、渗出结痂并存。初起密集的点状红斑及粟粒大小的丘疹和丘疱疹，很快变成小水疱，破溃后形成点状糜烂面。瘙痒不能忍受，影响睡眠；亚急性湿疹为急性湿疹迁延所致，有小丘疹兼少数丘疱疹和水疱，轻度糜烂，痒感较剧烈，病程可经数周而愈或转为慢性；慢性湿疹由亚急性湿疹转变而来，也可一发病即为慢性者。患部皮肤增厚、粗糙、触之较硬、苔藓化，常见色素沉着，抓痕，间有糜烂、渗出、血痂及鳞屑。病程较长，可延至数月或数年之久。

中医学认为急性湿疹以湿热为主，慢性湿疹为湿热兼有血虚。脚部按摩可清热宣肺、健脾利湿，增强机体的排毒功能，减少有毒物质对皮肤的刺激；还能调节大脑和神经系统功能活动，增强机体的免疫功能。

➕ 选用反射区

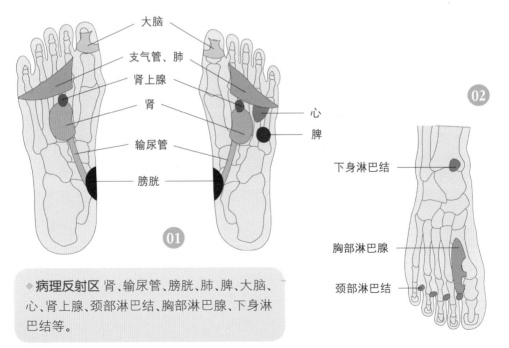

大脑
支气管、肺
肾上腺
肾
输尿管
膀胱
心
脾
01

02

下身淋巴结
胸部淋巴腺
颈部淋巴结

◆**病理反射区** 肾、输尿管、膀胱、肺、脾、大脑、心、肾上腺、颈部淋巴结、胸部淋巴腺、下身淋巴结等。

按摩方法

每次按摩30～40分钟，每日1次，10～15天为1疗程。

01 依次食指扣拳法顶压肾、膀胱反射区各50次，按摩力度以局部胀痛为宜。

02 拇指指腹推压法推按输尿管反射区50次。

03 拇指指腹推压法推按肺、支气管部反射区50次。

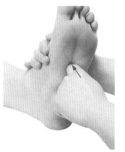

1-1 顶压肾反射区 1-2 顶压膀胱反射区

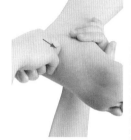

推按输尿管反射区

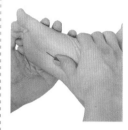

推按输尿管反射区

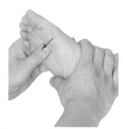

推按肺、支气管反射区

04 食指扣拳法顶压脾、大脑、心、肾上腺、颈部淋巴结、胸部淋巴腺、下身淋巴结反射区各50次。

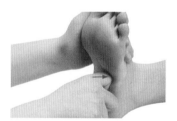

4-1 顶压脾反射区

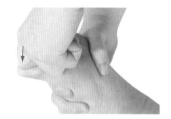

4-2 顶压大脑反射区

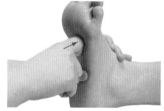

4-3 顶压心反射区

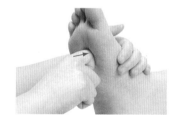

4-4 顶压肾上腺反射区

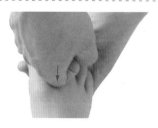

4-5 顶压颈部淋巴结反射区

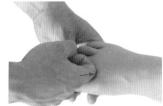

4-6 顶压胸部淋巴结反射区

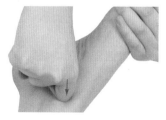

4-7 顶压下身淋巴结反射区

+ 调护

▶患者要注意饮食起居，避免各种外界刺激，如热水烫洗、粗暴搔抓、过度洗拭及患者敏感的其他物质。避免食用易过敏和刺激性的食物，如鱼、虾、浓茶、咖啡、酒类等。

▶积极寻找该病的发生原因，并对身体进行全面检查，有无慢性病灶及内脏疾病，以去除可能致病的因素。

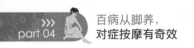
● chapter 03　脚部按摩治疗皮肤科病症 ▷▷▷

04｜牛皮癣

　　牛皮癣又称"银屑病"，是一种原因不明而常见的无传染性红斑鳞屑性皮肤病。本病发病率较高，易于复发，病程较长，以青壮年男性多见。一般冬季发病或加剧，夏季自行痊愈或减轻，病程较久时季节性不明显。临床上一般将本病分为寻常型和特殊型，这里主要介绍寻常型牛皮癣。寻常型牛皮癣多起病急，皮疹为针头或扁豆大小的炎性丘疹或斑丘疹，呈持续淡红色，稍久则转为暗红，境界明显，表面似覆鳞屑。以后皮损渐大，形成斑片，鳞屑明显增多，干燥而疏松，呈多层云母状，露出红色半透明薄膜，剥除此膜可出现小的出血点。

　　中医学认为本病是风热燥盛、热伤血络、肌肤失养所致。脚部按摩可以润肺化燥、清热排毒；并且能改善内分泌紊乱，促进激素分泌，调节神经系统正常功能，从而达到治疗目的。

选用反射区

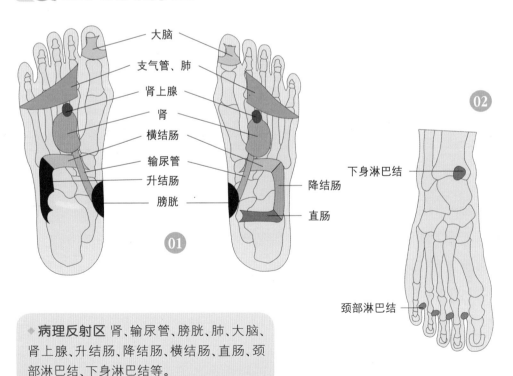

大脑
支气管、肺
肾上腺
肾
横结肠
输尿管
升结肠
膀胱
降结肠
直肠

02
下身淋巴结
颈部淋巴结

01

◆ **病理反射区** 肾、输尿管、膀胱、肺、大脑、肾上腺、升结肠、降结肠、横结肠、直肠、颈部淋巴结、下身淋巴结等。

按摩方法

每次按摩30～40分钟，每日1次，10～15天为1疗程。

01 依次食指扣拳法顶压肾、膀胱反射区各50次，按摩力度以局部胀痛为宜。

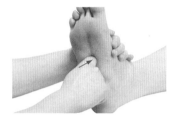

1-1 顶压肾反射区

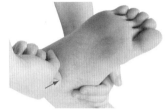

1-2 顶压膀胱反射区

02 拇指指腹推压法推按输尿管反射区50次。

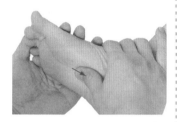

推按输尿管反射区

03 拇指指腹推压法推按肺、支气管反射区50次。

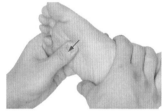

推按肺、支气管反射区

04 食指扣拳法顶压大脑、肾上腺、颈部淋巴结、下身淋巴结反射区各50次。

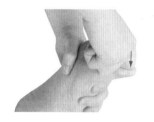

4-1 顶压大脑反射区

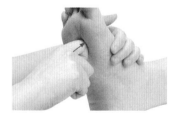

4-2 顶压肾上腺反射区

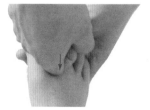
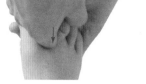

4-3 顶压颈部淋巴结反射区

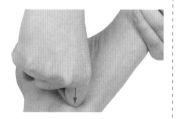

4-4 顶压下身淋巴结反射区

05 由脚跟向脚趾方向拇指指腹推压法推按升结肠反射区50次，从右向左推按横结肠反射区50次，由脚趾向脚跟方向推按降结肠反射区50次，从脚外侧向脚内侧推按直肠反射区50次，依次进行。

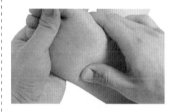

5-1 推按升结肠反射区

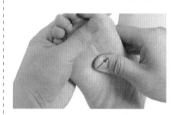

5-2 推按横结肠反射区

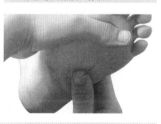

5-3 推按降结肠反射区

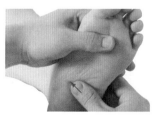

5-4 推按直肠反射区

● chapter 04 脚部按摩治疗妇科、男科、儿科病症 >>

01 | 乳腺增生

乳腺增生，是乳房的一种慢性非炎症性疾病，是女性的多发病之一，发病率达10%左右，城市高于农村，常见于青年或中年女性。

其临床表现为在患者的一侧或两侧乳房可触摸到圆形或椭圆形大小不等的结节肿块，质韧不坚硬，与皮肤及深部组织无粘连，没有明显的边界，可活动，局部常有隐痛、胀痛或刺痛感，以月经前疼痛较为明显、经后减轻为特点；常伴有头晕、失眠、烦躁易怒、口苦咽干等症状。乳腺增生的发病原因尚未完全弄清楚，多与精神因素和内分泌紊乱，特别是卵巢功能失调有关。

中医学认为本病多由于肝气郁结、冲任失调、气滞血瘀所致。脚部按摩疗法以疏肝解郁、调理冲任、活血化瘀、消肿散结为主。

➕ 选用反射区

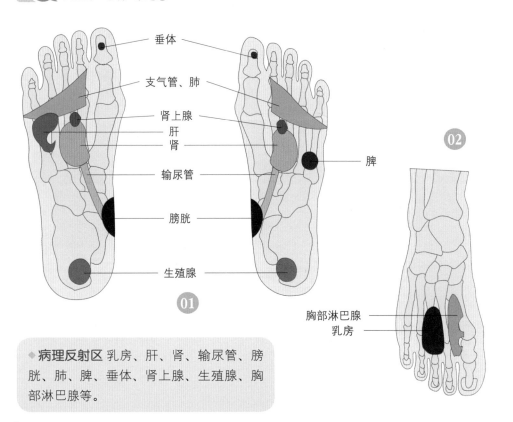

垂体
支气管、肺
肾上腺
肝
肾
输尿管
膀胱
生殖腺
脾

01

02

胸部淋巴腺
乳房

◆**病理反射区** 乳房、肝、肾、输尿管、膀胱、肺、脾、垂体、肾上腺、生殖腺、胸部淋巴腺等。

➕🔍 按摩方法 每次按摩30～40分钟，每日1次，10～15天为1疗程。

●01 依次食指扣拳法顶压生殖腺、乳房、肝、肾、膀胱反射区各50次，按摩力度以局部胀痛为宜。

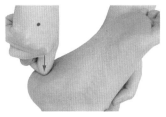
1-1 顶压生殖腺反射区

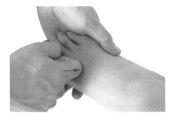
1-2 顶压乳房反射区

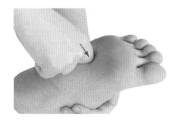
1-3 顶压肝反射区

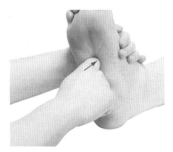
1-4 顶压肾反射区

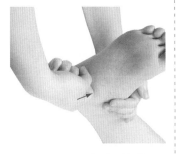
1-5 顶压膀胱反射区

●02 拇指指腹推压法推按输尿管反射区50次。

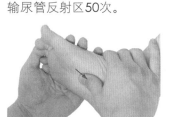
推按输尿管反射区

●03 拇指指腹推压法推按肺、支气管反射区50次。

●04 食指扣拳法顶压脾、垂体、肾上腺、胸部淋巴腺反射区各50次。

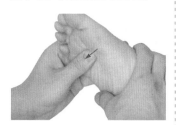
推按肺、支气管反射区

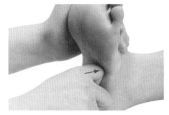
4-1 顶压脾反射区

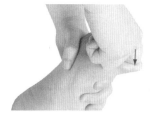
4-2 顶压垂体反射区

🍃中药外用方

　　露蜂房、山慈菇、黄药子、夏枯草、胆南星、浙贝母、青皮、香附、川红花、川牛膝各15克。以上药物研末后，以醋调和成糊状，贴于涌泉穴。

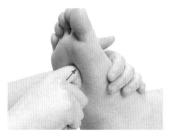
4-3 顶压肾上腺反射区

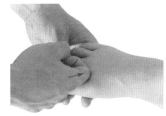
4-4 顶压胸部淋巴腺反射区

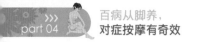

● chapter 04　脚部按摩治疗妇科、男科、儿科病症 >>>

02 | 月经不调

　　月经不调的病因病机主要是七情所伤或外感六淫之邪，加之先天肾气不足，使肾、肝、脾功能失常，引起大脑皮质、下丘脑、垂体、子宫分泌功能紊乱，造成雌激素、孕激素的平衡失调，气血运行紊乱所致。

　　常见的月经不调有：闭经、痛经、功能性子宫出血等。闭经可分为原发性闭经和继发性闭经两种。凡年满18周岁而月经尚未来潮的女性，称为原发性闭经；月经初潮后，任何时候停经超过3个月者称为继发性闭经。痛经指月经来潮前数天或数小时，即感腹部疼痛，月经开始时加剧，常为下腹部和腰骶部阵发性绞痛，可伴有恶心、呕吐、头痛等症状。严重时脸色苍白、出冷汗、四肢递冷，甚至昏厥。功能性子宫出血，中医学称之为"崩漏"，主要表现为多种多样的不规则子宫出血，经过专业的全面检查排除其他疾病后，即可确诊。

　　脚部按摩疗法治疗月经不调，重在调经。通过加强肝脏的疏泄功能，脾脏的统血功能，肾脏的温煦功能，协调冲任，从而使月经周期恢复正常。

⊕ 选用反射区

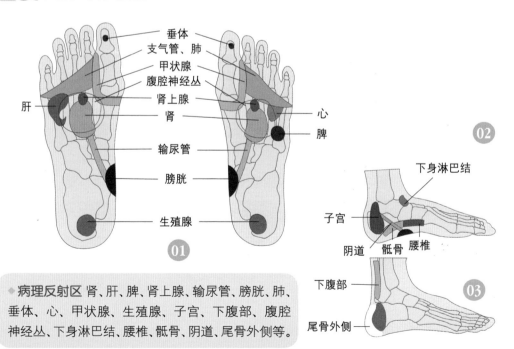

◆病理反射区 肾、肝、脾、肾上腺、输尿管、膀胱、肺、垂体、心、甲状腺、生殖腺、子宫、下腹部、腹腔神经丛、下身淋巴结、腰椎、骶骨、阴道、尾骨外侧等。

按摩方法

每次按摩30～40分钟，每日1次，10～15天为1疗程。

01 依次食指扣拳法顶压肾、肝、脾、肾上腺、膀胱反射区各50次，局部胀痛为宜。

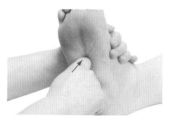

1-1 顶压肾反射区

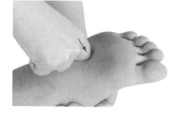

1-2 顶压肝反射区

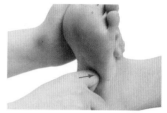

1-3 顶压脾反射区

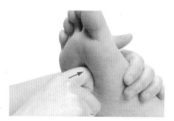

1-4 顶压肾上腺反射区

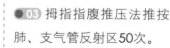

1-5 顶压膀胱反射区

➕ 调护

▶功能性子宫出血症状严重，出血量大者，应及时去医院就诊。继发性闭经应积极治疗原发病。功能性子宫出血患者要节制性生活。患者注意经期卫生，保持外阴清洁，月经期间避免重体力劳动和剧烈运动。

▶作息要规律，避免熬夜。

▶月经期间勿冒雨涉水，勿食冷饮，尤其要防止下半身受凉，注意保暖。

▶精神放松，避免情绪紧张焦虑等不良刺激。

02 拇指指腹推压法推按输尿管反射区50次。

03 拇指指腹推压法推按肺、支气管反射区50次。

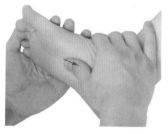

推按输尿管反射区

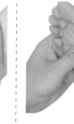

推按肺、支气管反射区

04 拇指指腹推压法推按甲状腺、下腹部反射区各50次。

05 食指扣拳法顶压下身淋巴结反射区50次。

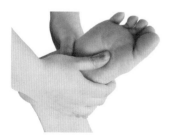

4-1 推按甲状腺反射区

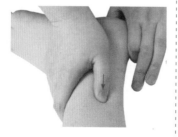

4-2 推按下腹部反射区

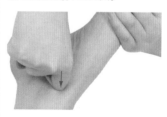

顶压下身淋巴结反射区

● 06 食指扣拳法顶压垂体、心、生殖腺、子宫、腹腔神经丛、尾骨外侧反射区各50次。

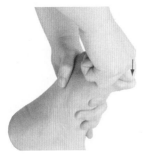
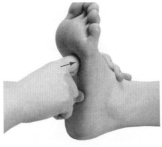
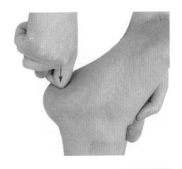

6-1 顶压垂体反射区　　　　6-2 顶压心反射区　　　　6-3 顶压生殖腺反射区

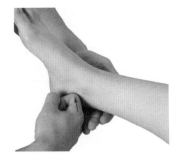
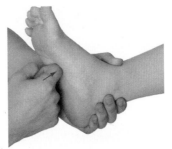
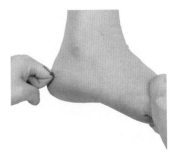

6-4 顶压子宫反射区　　　　6-5 顶压腹腔神经丛反射区　　　6-6 顶压尾骨外侧反射区

● 07 拇指指腹推压法推按腰椎、骶骨、阴道反射区各50次。

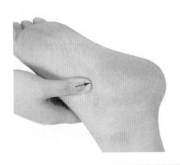
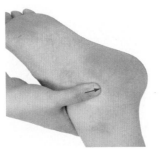
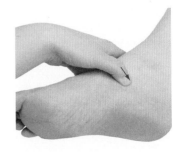

7-1 推按腰椎反射区　　　　7-2 推按骶骨反射区　　　　7-3 推按阴道反射区

中药外用方

1 益母草20克，香附20克，乳香20克，没药20克，夏枯草20克。加水适量，煎成药液，去渣取液，温洗双脚。每日1次，每次15分钟。具有活血化瘀、调经止痛的作用。

2 干姜30克，艾叶10克，红糖30克。将干姜、艾叶洗净，晒干后切碎。同放入砂锅，加水煎煮20分钟，用洁净纱布过滤、去渣，加红糖，煮化即成。早、晚2次分服。

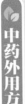

● chapter 04 脚部按摩治疗妇科、男科、儿科病症 >>

03 白带增多

白带是指妇女阴道流出的一种黏稠液体，如涕如唾，绵绵不断。女子在发育成熟期，或经期前后，或妊娠初期，白带可相应地增多，不属病态。如白带明显增多，色、质、味异常，或伴有全身、局部症状，即为白带增多症。中医学称之为"带下病"，主要是由于脾虚肝郁、湿热下注或肾气不足、下元亏损所致。

脚部按摩疗法治疗白带增多症重在清热消炎、疏肝理气、补肾健脾、调理冲任，增强机体的抵抗力。

⊕ 选用反射区

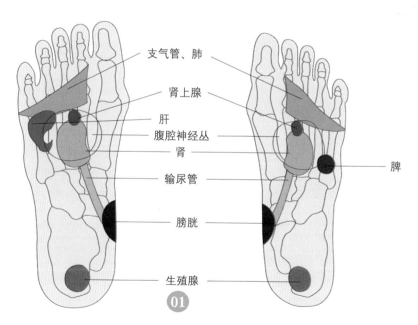

支气管、肺
肾上腺
肝
腹腔神经丛
肾
脾
输尿管
膀胱
生殖腺

01

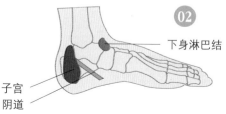

02

下身淋巴结
子宫
阴道

◆ **病理反射区** 肾、肾上腺、输尿管、膀胱、肺、肝、脾、子宫、阴道、生殖腺、腹腔神经丛、下身淋巴结等。

按摩方法

每次按摩30～40分钟，每日1次，10～15天为1疗程。

01 依次食指扣拳法顶压肾、肾上腺、膀胱反射区各50次，按摩力度以局部胀痛为宜。

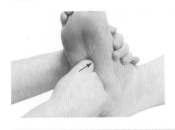
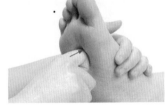
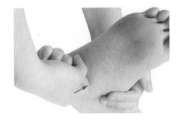

1-1 顶压肾反射区　　1-2 顶压肾上腺反射区　　1-3 顶压膀胱反射区

02 拇指指腹推压法推按输尿管反射区50次。

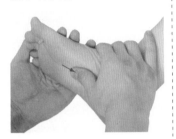

推按输尿管反射区

03 拇指指腹推压法推按肺、支气管反射区50次。

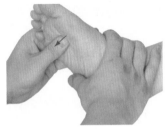

推按肺、支气管反射区

🌿中药外用方

淮山药、木槿花、白鸡冠花、马齿苋各30克，虎杖15克。以上药物研末后，以醋调和成糊状，贴于涌泉穴和脐部，用纱布固定，2天换药1次，10次为1疗程，可以治疗带下病。

04 食指扣拳法顶压肝、脾、子宫、阴道、生殖腺、腹腔神经丛、下身淋巴结反射区各50次。

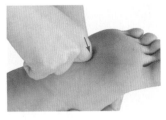
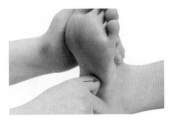
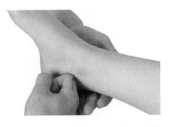

4-1 顶压肝反射区　　4-2 顶压脾反射区　　4-3 顶压子宫反射区

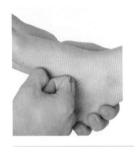
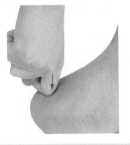
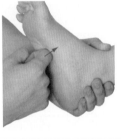
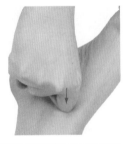

4-4 顶压阴道反射区　　4-5 顶压生殖腺反射区　　4-6 顶压腹腔神经丛反射区　　4-7 顶压下身淋巴结反射区

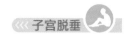
● chapter 04　脚部按摩治疗妇科、男科、儿科病症 ››

04｜子宫脱垂

　　子宫脱垂主要临床表现有：子宫从阴道脱出，小腹有下坠感，腰酸背痛，大小便异常，四肢无力，头晕耳鸣等。临床根据子宫脱垂的程度，分为三度：子宫颈下垂到坐骨棘水平以下，但不超过阴道口为Ⅰ度；子宫颈及部分子宫体脱出阴道口外为Ⅱ度；整个子宫体脱出阴道口外为Ⅲ度。子宫脱垂多发生于劳动妇女，由多种原因引起，如产伤、盆底组织和子宫韧带松弛、腹压增加等。中医学认为子宫脱垂是由气虚下陷和肾虚不固导致胞络损伤，不能提摄子宫所致，称之为"阴挺"。

　　脚部按摩疗法具有益气升提、补肾固脱的作用，能有效地增强松弛的子宫韧带的弹性，因此对子宫脱垂有较好的疗效。

➕ 选用反射区

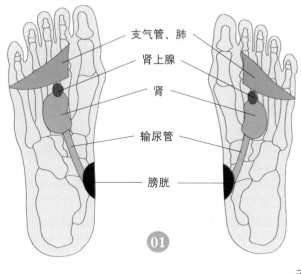

支气管、肺
肾上腺
肾
输尿管
膀胱

01

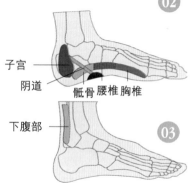

02

子宫
阴道
骶骨 腰椎 胸椎

下腹部

03

◆ **病理反射区** 肾、肾上腺、输尿管、膀胱、肺、子宫、阴道、下腹部、腰椎、骶骨、胸椎等。

🕀 按摩方法 每次按摩30～40分钟，每日1次，10～15天为1疗程。

● 01 依次食指扣拳法顶压肾、肾上腺、膀胱反射区各50次，按摩力度以局部胀痛为宜。

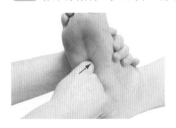

1-1 顶压肾反射区

1-2 顶压肾上腺反射区

1-3 顶压膀胱反射区

● 02 拇指指腹推压法推按输尿管反射区50次。

● 03 拇指指腹推压法推按肺、支气管反射区50次。

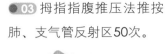

推按输尿管反射区

推按肺、支气管反射区

➕ 调护

▶患者要加强体育锻炼，增强体质，注意孕产期卫生，避免超重劳动和长期蹲、站位劳动。

▶如有慢性咳嗽或便秘要积极治疗，以减低腹压。

▶节制性生活并避孕，减少生产和流产的次数是预防本病的重要措施。

● 04 拇指指腹推按压子宫、阴道、下腹部反射区各50次。

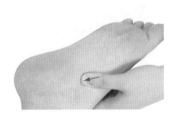

4-1 推按子宫反射区

4-2 推按阴道反射区

4-3 推按下腹部反射区

● 05 由脚趾向脚跟方向拇指指腹推压法推按腰椎、骶骨、胸椎反射区50次。

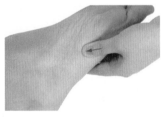

5-1 推按腰椎反射区

5-2 推按骶骨反射区

5-3 推按胸椎反射区

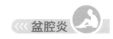

● chapter 04 脚部按摩治疗妇科、男科、儿科病症 ▷▷▷

05 | 盆腔炎

　　盆腔炎指盆腔内生殖器官(包括子宫、输卵管和卵巢)、盆腔周围结缔组织、盆腔腹膜等发生炎症。炎症可能在几个部位同时发生，也可能仅局限于某一处，统称为盆腔炎。现代医学认为盆腔炎多由于分娩、流产、宫腔内手术消毒不严，或经期、产后不注意卫生，月经期性交，或附近其他部位的感染，如阑尾炎等导致病原体侵入所致。

　　其常见的症状有：长期持续性、程度不同的下腹隐痛、坠胀或腰痛，常在月经期加重，经期延长，月经过多，白带增多，呈脓性或有臭味，有时出现尿频，排尿和大便时胀痛。

　　急性盆腔炎治疗应以药物为主，慢性盆腔炎结合脚部按摩可提高疗效，缩短疗程，减少用药剂量，并且副作用少。中医学认为本病是由于外感或内蕴湿热之邪，侵犯冲任、胞中所致。脚部按摩能够改善盆腔血液循环，调节内分泌功能，排除体内毒素，从而起到清热解毒、化湿消炎等作用。

✚ 选用反射区

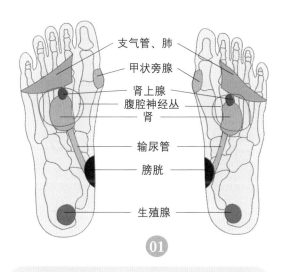

支气管、肺
甲状旁腺
肾上腺
腹腔神经丛
肾
输尿管
膀胱
生殖腺

01

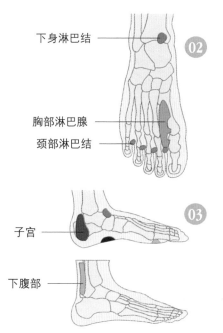

下身淋巴结

02

胸部淋巴腺
颈部淋巴结

子宫

03

下腹部

　◆**病理反射区** 肾、肾上腺、输尿管、膀胱、肺、头颈淋巴结、胸部淋巴腺、下身淋巴结、甲状旁腺、子宫、腹腔神经丛、下腹部、生殖腺等。

按摩方法　每次按摩15～20分钟，每日2次，5～7天为1疗程。

● 01 依次食指扣拳法顶压肾、肾上腺、膀胱反射区各50次，按摩力度以局部胀痛为宜。

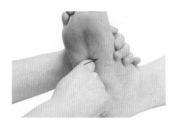 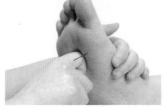 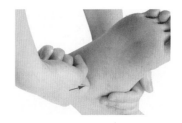

1-1 顶压肾反射区　　　　　1-2 顶压肾上腺反射区　　　　1-3 顶压膀胱反射区

● 02 拇指指腹推压法推按输尿管反射区50次。

● 03 拇指指腹推压法推按肺、支气管反射区50次。

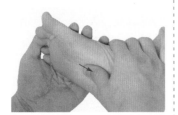 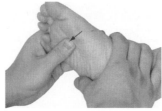

推按输尿管反射区　　　　　推按肺、支气管反射区

中药外用方

紫花地丁、虎杖、蚤休各30克，当归、川芎各20克。加水适量，煎成药液，去渣取液，温洗双脚。每日1次，每次15分钟。主要治疗急慢性盆腔炎等。

● 04 食指扣拳法顶压颈部淋巴结、胸部淋巴腺、下身淋巴结、甲状旁腺、子宫、腹腔神经丛、下腹部、生殖腺反射区各50次。

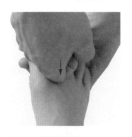 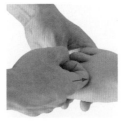 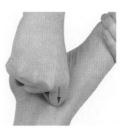 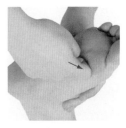

4-1 顶压颈部淋巴结反射区　4-2 顶压胸部淋巴腺反射区　4-3 顶压下身淋巴结反射区　4-4 顶压甲状旁腺反射区

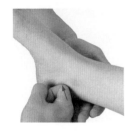 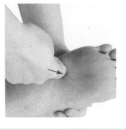 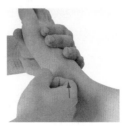 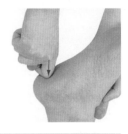

4-5 顶压子宫反射区　　　　4-6 顶压腹腔神经丛反射区　4-7 顶压下腹部反射区　　　4-8 顶压生殖腺反射区

● chapter 04　脚部按摩治疗妇科、男科、儿科病症 ▷▷▷

06 | 更年期综合征

更年期综合征是指男女由成熟期逐渐过渡到老年期而出现的一种综合征，发病年龄多在45～55岁，本病女性多见，多发生于绝经期前后或绝经期。病因主要与卵巢功能衰退、雌激素水平下降、人体内分泌功能失调有密切关系，其他可能因素有精神因素、性格特异、遗传等，病程持续约2～5年左右，严重者达10年。约30%的妇女在更年期有较明显的症状。

临床表现为月经不调或月经停止、头晕、耳鸣、烦躁易怒、失眠，甚至情绪不能自控等。本病在古医籍中无专章论述，散见于"脏躁"、"百合病"、"老年血崩"等病症中，近来称之为"经断前后诸证"。

脚部按摩疗法对更年期综合征有很好的疗效。脚部按摩能够调节内分泌系统功能，恢复自主神经系统的正常功能，从而改善全身和局部症状。中医认为本病以肾虚为本，脚部按摩具有很好的补肾作用。

➕ 选用反射区

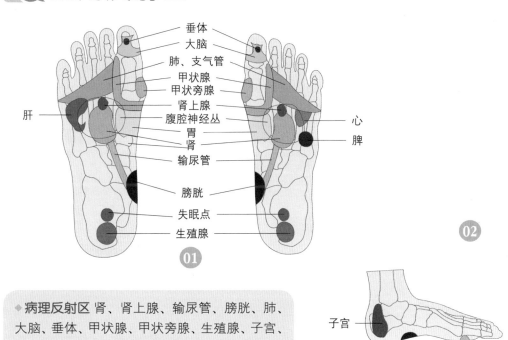

垂体
大脑
肺、支气管
甲状腺
甲状旁腺
肾上腺
腹腔神经丛
胃
肾
输尿管
膀胱
失眠点
生殖腺
肝
心
脾
子宫

01
02

◆ **病理反射区** 肾、肾上腺、输尿管、膀胱、肺、大脑、垂体、甲状腺、甲状旁腺、生殖腺、子宫、腹腔神经丛、心、肝、脾、胃、失眠点等。

⊕ 按摩方法 每次按摩30～40分钟，每日1次，10～15天为1疗程。

01 依次食指扣拳法顶压肾、肾上腺、膀胱反射区各50次，按摩力度以局部胀痛为宜。

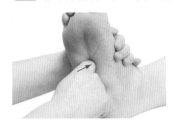

1-1 顶压肾反射区

1-2 顶压肾上腺反射区

1-3 顶压膀胱反射区

02 拇指指腹推压法推按输尿管反射区50次。

03 拇指指腹推压法推按肺、支气管反射区50次。

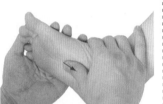

推按输尿管反射区

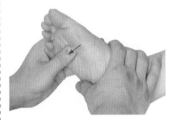

推按肺、支气管反射区

⊕ 调护

▶ 如服用药物治疗者，不要停止用药，可在医生的指导下，根据症状逐渐减少药物剂量。

▶ 患者应注意生活起居、饮食、环境，并尽量控制自己的情绪，以便平稳地度过更年期。

04 食指扣拳法顶压大脑、垂体、甲状旁腺、生殖腺、子宫、腹腔神经丛反射区各50次。

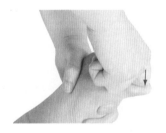

4-1 顶压大脑反射区

4-2 顶压垂体反射区

4-3 顶压甲状旁腺反射区

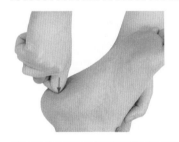

4-4 顶压生殖腺反射区

4-5 顶压子宫反射区

4-6 顶压腹腔神经丛反射区

05 食指扣拳法顶压心、肝、脾、胃、失眠点反射区各50次。

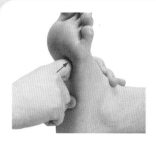

5-1 顶压心反射区

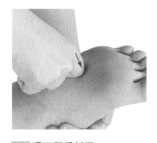

5-2 顶压肝反射区

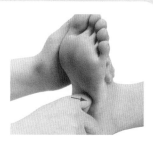

5-3 顶压脾反射区

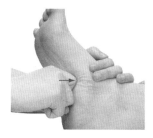

5-4 顶压胃反射区

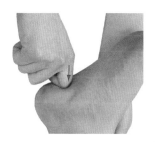

5-5 顶压失眠点反射区

06 拇指指腹推压法推按甲状腺反射区50次。

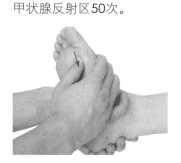

推按甲状腺反射区

🌿 中药外用方

1 生地、钩藤、白芍、女贞子、旱莲草各15克，当归、香附、菊花、黄芩、桑叶、丹皮各10克。上药加清水500毫升，水煎洗脚。每日1～2次。主治更年期综合征。

2 黄连15克，肉桂5克。上两味药加清水适量，水煎取汁，待温浴足。每天1次，每次30分钟，10天为1个疗程。本方具有交通心肾、清心安神的作用，适用于更年期综合征见心慌心悸、失眠多梦、心烦不宁、手脚心出汗等症状者。

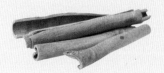

● chapter 04　脚部按摩治疗妇科、男科、儿科病症 》》

07 | 性冷淡

　　性冷淡症是指对房事没有兴趣，行房时不能进入性高潮的病症。主要临床表现有：性欲淡漠，性交疼痛，精神萎靡不振，记忆力减退，腰酸乏力，四肢困倦，乳房萎缩，毛发脱落，性情急躁，心烦易怒，小腹寒冷作痛，月经不调等。性冷淡症的常见病因是由于对性知识了解不足而产生的心理障碍，情绪抑制、恐惧、精神紧张、性生活不协调、卵巢功能不良、垂体前叶功能减退、促性腺激素及肾上腺皮质激素分泌功能失调等因素所致。

　　脚部按摩疗法对性冷淡症有较好的疗效。中医学认为性冷淡症主要与肝肾阴虚有关，因而脚部按摩通过滋补肝肾、加强性腺功能来达到治疗目的。

⊕ 选用反射区

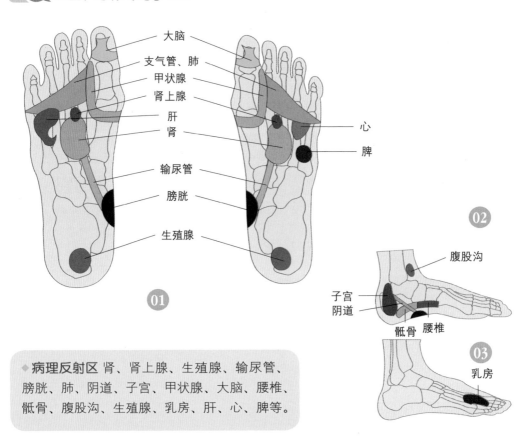

大脑
支气管、肺
甲状腺
肾上腺
肝
肾
心
脾
输尿管
膀胱
生殖腺

01

02
腹股沟
子宫
阴道
骶骨　腰椎

03
乳房

◆病理反射区 肾、肾上腺、生殖腺、输尿管、膀胱、肺、阴道、子宫、甲状腺、大脑、腰椎、骶骨、腹股沟、生殖腺、乳房、肝、心、脾等。

✚ 按摩方法 　每次按摩15～20分钟，每日2次，5～7天为1疗程。

01 依次食指扣拳法顶压肾、肾上腺、生殖腺、膀胱反射区各50次，局部胀痛为宜。

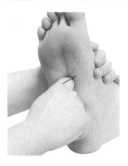 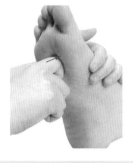 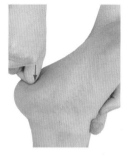 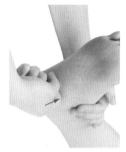

| 1-1 顶压肾反射区 | 1-2 顶压肾上腺反射区 | 1-3 顶压生殖腺反射区 | 1-4 顶压膀胱反射区 |

02 拇指指腹推压法推按输尿管反射区50次。

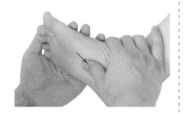

推按输尿管反射区

03 拇指指腹推压法推按肺、支气管反射区50次。

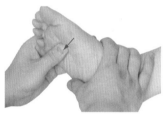

推按肺、支气管反射区

✚ 调护

▶ 治疗的同时最好进行一次妇科的全面检查，以排除器质性病变。

▶ 配合服用六味地黄丸，每天3次，每次8粒。

▶ 注意饮食起居，保持心情愉快，加强身体锻炼。

04 食指扣拳法顶压阴道、子宫、大脑、腹股沟、乳房、生殖腺反射区各50次。

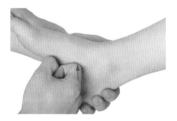 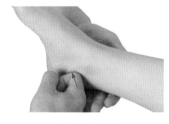 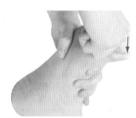

| 4-1 顶压阴道反射区 | 4-2 顶压子宫反射区 | 4-3 顶压大脑反射区 |

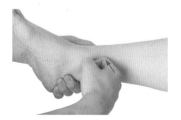 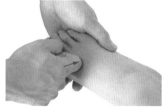 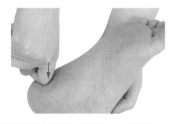

| 4-4 顶压腹股沟反射区 | 4-5 顶压乳房反射区 | 4-6 顶压生殖腺反射区 |

05 食指扣拳法顶压肝、心、脾反射区各50次。

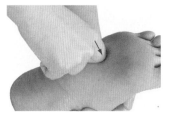
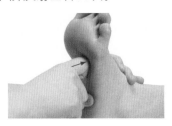
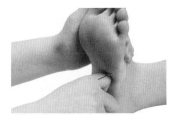

5-1 顶压肝反射区 | 5-2 顶压心反射区 | 5-3 顶压脾反射区

06 拇指指腹推压法推按甲状腺反射区50次。

07 向脚跟方向拇指指腹推压法依序推按腰椎、骶骨反射区各50次。

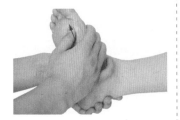
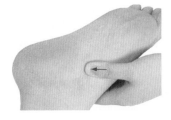
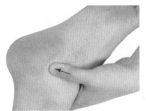

推按甲状腺反射区 | 7-1 推按腰椎反射区 | 7-2 推按骶骨反射区

中药外用方

1 熟地、淮山药、巴戟天、炒白芍各15克，蛇床子、当归、白术、制香附、艾叶、菟丝子、杜仲、鹿角霜、仙茅各10克，川花椒、肉桂、吴茱萸各3克，水煎服。每日1剂，1剂为1个疗程。

2 沉香6克，甘松10克，羌活、藿香、丁香、肉桂各30克，沙姜、辛夷花、檀香、木香各20克，共研为粗末，装入布袋内做成药枕，供睡用。

3 肉苁蓉50克，切片，先放入锅内煮1小时，去药渣，放入150～200克碎羊肉，粳米100克，生姜3～5片，同煮粥，加入油盐调味，食用。适用于男女性欲冷淡者，以肾虚者为佳。

4 红参20克，蛤蚧1对，肉苁蓉50克，浸入1升米酒内，一周后饮用。适用于男女性欲冷淡，暑热天不宜用。

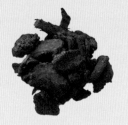
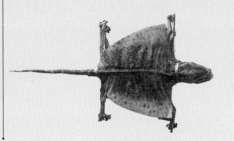

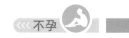

● chapter 04　脚部按摩治疗妇科、男科、儿科病症 ▷▷▷

08 | 不孕

女性不孕是指婚后同居两年以上未经避孕而不怀孕者，或婚后曾有妊娠而隔两年以上未受孕者，患者配偶生殖功能正常。前者为原发性，后者为继发性。女性不孕的发病原因是多方面的，主要原因有精神紧张、过度焦虑、环境变化、营养过度或重度营养不良、内分泌失调、急慢性传染病、吸烟过多、饮酒过量、体力过度消耗、工作负担过重、子宫、卵巢或输卵管疾病等。

中医学认为不孕与肾、冲任、子宫的功能失调或脏腑气血不和而影响胞脉功能有关。脚部按摩能补肾益肾、调理冲任、增强子宫的功能，并能调和脏腑气血，从而使胞脉恢复正常的功能。

⊕ 选用反射区

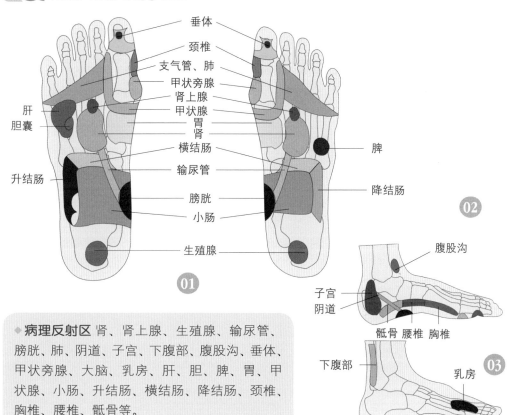

◆ **病理反射区** 肾、肾上腺、生殖腺、输尿管、膀胱、肺、阴道、子宫、下腹部、腹股沟、垂体、甲状旁腺、大脑、乳房、肝、胆、脾、胃、甲状腺、小肠、升结肠、横结肠、降结肠、颈椎、胸椎、腰椎、骶骨等。

➕ 按摩方法 每次按摩30～40分钟，每日1次，10～15天为1疗程。

●01 依次食指扣拳法顶压肾、肾上腺、生殖腺、膀胱反射区各50次，局部胀痛为宜。

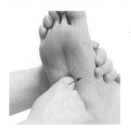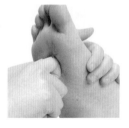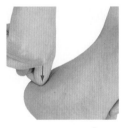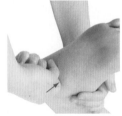

1-1 顶压肾反射区　1-2 顶压肾上腺反射区　1-3 顶压生殖腺反射区　1-4 顶压膀胱反射区

●02 拇指指腹推压法推按输尿管反射区50次。

●03 拇指指腹推压法推按肺、支气管反射区50次。

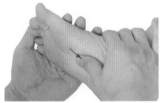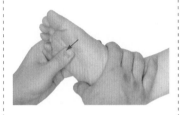

推按输尿管反射区　推按肺、支气管反射区

🍃 中药外用方

制附子、吴茱萸各15克，肉桂5克，熟地30克，艾叶50克，菟丝子20克。加水适量，煎成药液，去渣取液，温洗双脚。每日1次，每次15分钟。具有补肾助孕的作用。

●04 拇指指腹推压法推按阴道、子宫、下腹部、腹股沟反射区各50次。

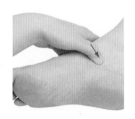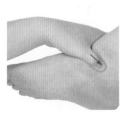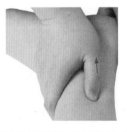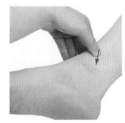

4-1 顶压阴道反射区　4-2 顶压子宫反射区　4-3 顶压下腹部反射区　4-4 顶压腹股沟反射区

●05 食指扣拳法顶压垂体、甲状旁腺、大脑、乳房反射区各50次。

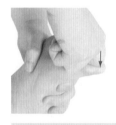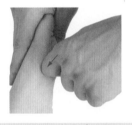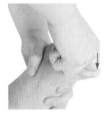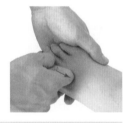

5-1 顶压垂体反射区　5-2 顶压甲状旁腺反射区　5-3 顶压大脑反射区　5-4 顶压乳房反射区

●06 食指扣拳法顶压肝、胆、脾、胃反射区各50次。

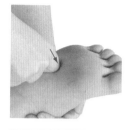

6-1 顶压肝反射区

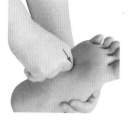

6-2 顶压胆反射区

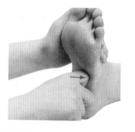

6-3 顶压脾反射区

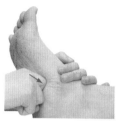

6-4 顶压胃反射区

●07 拇指指腹推压法推按甲状腺反射区50次。

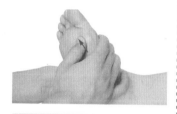

推按甲状腺反射区

➕ 调护

▶治疗的同时，患者要消除紧张心理，解除思想负担；积极参加适合自身的体育锻炼，劳逸结合；调整营养，注意饮食的多样化；戒除烟酒；积极治疗其他生殖器官疾病；减少性生活的频度，提高性生活的质量。

▶影响受孕的因素非常多，女性内分泌方面的疾病，子宫或卵巢的大小和功能，输卵管是否通畅，卵泡的大小和形态，免疫力的强弱。

●08 向脚跟方向依序拇指指腹推压法推按颈椎、胸椎、腰椎、骶骨反射区各30次。

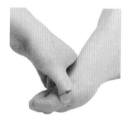

8-1 推按颈椎反射区

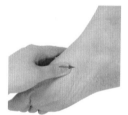

8-2 推按胸椎反射区

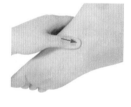

8-3 推按腰椎反射区

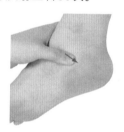

8-4 推按骶骨反射区

●09 由脚趾向脚跟方向拇指指腹推压法推按小肠反射区50次，由脚跟向脚趾方向推按升结肠反射区50次，从右向左推按横结肠反射区50次，由脚趾向脚跟方向推按降结肠反射区50次。

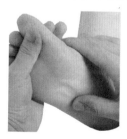

9-1 推按小肠反射区

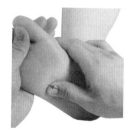

9-2 推按升结肠反射区

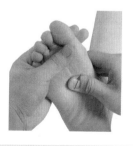

9-3 推按横结肠反射区

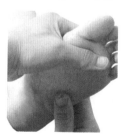

9-4 推按降结肠反射区

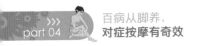
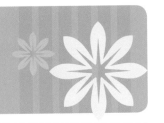

● chapter 04 脚部按摩治疗妇科、男科、儿科病症 >>>

09|不育

男性不育指夫妇同居未采取避孕措施两年以上而无生育者。女方检查正常，男方检查异常。引起男性不育的原因很多，以精液异常为首要原因，精子数量往往很少(精子数＜2000万／毫升)，而且精子质量差，活动力低，并有畸形精子出现；其次是性功能障碍及生殖器官疾患等。

中医学称本病为"无嗣"，认为与先天之本肾，后天之本脾及任脉、冲脉的元气精血不足有关。脚部按摩具有补肾健脾、调和冲任等作用，故治疗不育有一定疗效。

⊕ 选用反射区

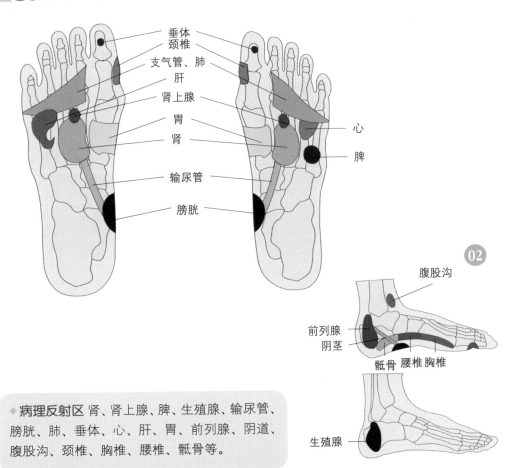

垂体
颈椎
支气管、肺
肝
肾上腺
胃
肾
输尿管
膀胱
心
脾

02
腹股沟
前列腺
阴茎
骶骨 腰椎 胸椎
生殖腺

◆**病理反射区** 肾、肾上腺、脾、生殖腺、输尿管、膀胱、肺、垂体、心、肝、胃、前列腺、阴道、腹股沟、颈椎、胸椎、腰椎、骶骨等。

➕ 按摩方法

每次按摩30～40分钟，每日1次，10～15天为1疗程。

01 依次食指扣拳法顶压肾、肾上腺、脾、生殖腺、膀胱反射区各50次，以局部胀痛为宜。

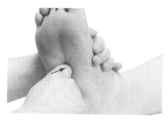

1-1 顶压肾反射区

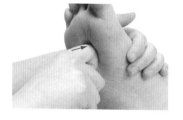

1-2 顶压肾上腺反射区

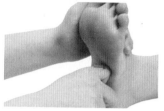

1-3 顶压脾反射区

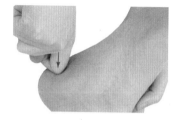

1-4 顶压生殖腺反射区

1-5 顶压膀胱反射区

02 拇指指腹推压法推按输尿管反射区50次。

03 拇指指腹推压法推按肺、支气管反射区50次。

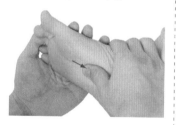

推按输尿管反射区

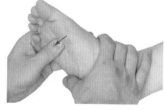

推按肺、支气管反射区

➕ 调护

▶ 患者要注意饮食起居，戒烟酒，积极锻炼身体。

▶ 有生殖器官先天性疾病或异常，应先施行手术和相应的治疗，然后再进行脚部按摩。

▶ 患者应节制性生活次数，以保持精液的质量和精子活力的充沛。

▶ 尽量避免长时间的骑自行车、泡热水澡和穿紧身衣裤等。

04 食指扣拳法顶压垂体、心、肝、胃反射区各50次。

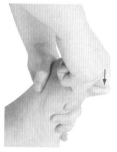

4-1 顶压垂体反射区

4-2 顶压心反射区

4-3 顶压肝反射区

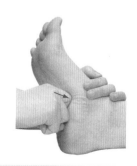

4-4 顶压胃反射区

●05 拇指指腹推压法推按前列腺、阴茎、腹股沟反射区各50次。

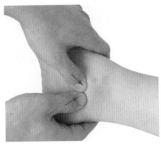
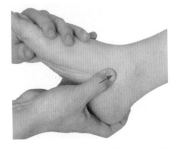
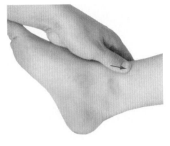

5-1 推按前列腺反射区　　　　5-2 推按阴茎反射区　　　　5-3 推按腹股沟反射区

●06 向脚跟方向依序拇指指腹推压法推按颈椎、胸椎、腰椎、骶骨反射区各30次。

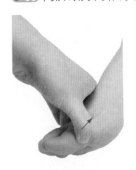
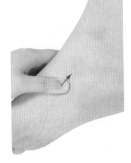
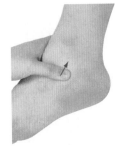

6-1 推按颈椎反射区　　6-2 推按胸椎反射区　　6-3 推按腰椎反射区　　6-4 推按骶骨反射区

中药外用方

1 仙灵脾15克，核桃仁15克，怀生地20克，枸杞子15克，五加皮15克。上药水煎取汁，待温后浴足。每天2次，每次30分钟，10天为1个疗程。本方具有滋补肝肾、填精壮阳的作用，适用于男性不育症。

2 仙灵脾30克，仙茅20克，当归20克，黄柏15克。上药水煎取汁，待温后浴足。每天2次，每次30分钟，10天为1个疗程。本方具有温肾壮阳、清泻相火的作用，适用于男性不育症。

3 莲子肉、松子仁、白果仁、桂圆肉各20克。上药加清水2000毫升，水煎取汁，待温后浴足。每天2次，每次30分钟，10天为1个疗程。本方具有滋阴壮阳、涩精止遗的作用，适用于男性不育症。

4 牛膝20克，肉苁蓉20克，补骨脂15克，菟丝子10克，枸杞子、桑葚、莲须各12克，巴戟天15克，蛇床子、炒山药各10克。上述各药水煎取汁，待温后泡脚，凉后加温再泡。每次约30分钟，每天2次，10天为1个疗程。本方具有补益肝肾、助阳固精的作用，适用于男性不育症。

● chapter 04　脚部按摩治疗妇科、男科、儿科病症 ≫≫

10 | 阳痿

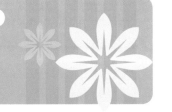

阳痿是指成年男子性交时，由于阴茎痿软不举，或举而不坚，或坚而不久，无法进行正常性生活的病症。但因发热、过度劳累、情绪反常等因素造成的一时性阴茎勃起障碍，不能视为病态。

阳痿可由器质性病变或精神心理因素造成。器质性病变引起阳痿的表现为阴茎任何时候都不能勃起；而精神心理因素所致的阳痿表现为阴茎在性生活时不能勃起，或在进入阴道后松弛。临床所见阳痿大多由精神心理因素造成，这种阳痿往往可与性欲降低和排精障碍同时存在，也可单独出现。阴茎勃起极容易受精神心理状态的影响，如疲劳、焦虑、情绪波动，甚至短暂的注意力转移等。偶然的一时性阳痿可在正常性生活中出现，不能视为病态。

中医学认为阳痿多由房室劳损、肝肾不足、命门火衰引起。脚部按摩疗法在激发补肾壮阳功能的基础上，益气养血、疏肝理气、活血化瘀，从而能促进垂体-肾上腺-生殖腺的激素分泌，增强性功能，达到治疗目的。

⊕ 选用反射区

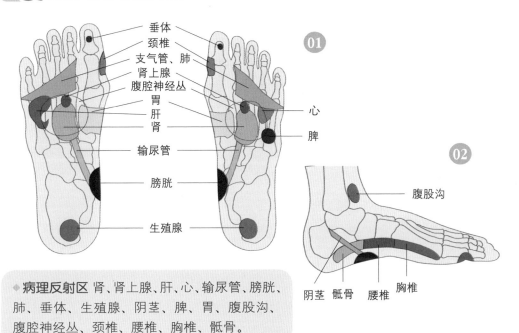

◆ **病理反射区** 肾、肾上腺、肝、心、输尿管、膀胱、肺、垂体、生殖腺、阴茎、脾、胃、腹股沟、腹腔神经丛、颈椎、腰椎、胸椎、骶骨。

⊕ 按摩方法　每次按摩30～40分钟，每日1次，10～15天为1疗程。

● 01 依次食指扣拳法顶压肾、肝、肾上腺、心、膀胱反射区各50次，以局部胀痛为宜。

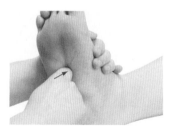

1-1 顶压肾反射区

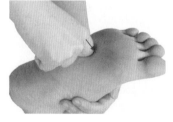

1-2 顶压肝反射区

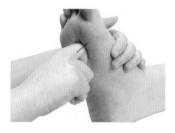

1-3 顶压肾上腺反射区

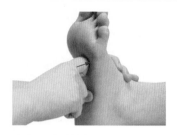

1-4 顶压心反射区

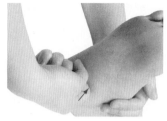

1-5 顶压膀胱反射区

⊕ 调护

▶ 节制性欲，忌恣情纵欲、房事过频、手淫过度，以防精气虚损、命门火衰、导致阳痿。宜清心寡欲，摒除杂念，怡情养心。

▶ 不过度饮食醇酒肥甘，避免湿热内生，造成阳痿。

▶ 情绪低落、焦虑惊恐是阳痿的重要诱因。精神抑郁是患者难以治愈的主要因素，调畅情志，怡悦心情，防止精神过度的紧张是预防及调护阳痿的重要环节。

▶ 为巩固疗效，阳痿好转时，应停止一段时间的性生活，以免症状反复。

● 02 拇指指腹推压法推按输尿管反射区50次。

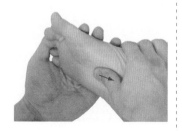

推按输尿管反射区

● 03 拇指指腹推压法推按肺、支气管反射区50次。

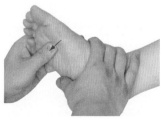

推按肺、支气管反射区

● 04 食指扣拳法顶压垂体、生殖腺、阴茎反射区各50次。

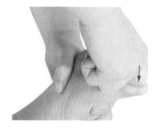

4-1 顶压垂体反射区

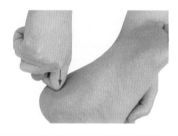

4-2 顶压生殖腺反射区

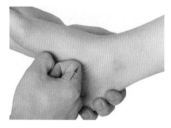

4-3 顶压阴茎反射区

05 食指扣拳法顶压脾、胃、腹股沟、腹腔神经丛反射区各50次。

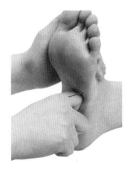 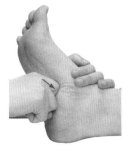 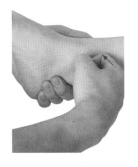 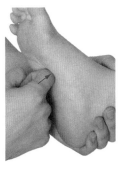

5-1 顶压脾反射区　　　5-2 顶压胃反射区　　　5-3 顶压腹股沟反射区　　　5-4 顶压腹腔神经丛反射区

06 向脚跟方向依序拇指指腹推压法推按颈椎、胸椎、腰椎、骶骨反射区各30次。

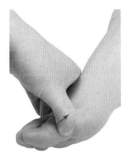 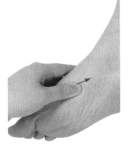 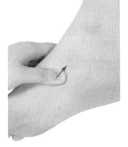 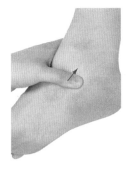

6-1 推按颈椎反射区　　　6-2 推按胸椎反射区　　　6-3 推按腰椎反射区　　　6-4 推按骶骨反射区

中药外用方

1 丁香30克，肉桂30克，川椒30克，吴茱萸30克，零陵香30克，路路通50克，仙灵脾100克，蛇床子50克，巴戟天50克，当归尾30克，肉苁蓉100克，露蜂房30克，韭子50克。上药水煎30分钟，取汁待温后浴足。每日1次，10次为1个疗程。本方具有补肾壮阳、温阳散寒、活血通络的作用，适用于各类阳痿患者。

2 菟丝子、补骨脂、锁阳各10克，附片5克。将上药洗净放于药锅中，加入清水适量，水煎取汁，置于浴盆中，待水温适宜时脚浴。每晚1次，每剂药可用2天，10天为1个疗程。本方具有补肾助阳的作用，适用于肾虚阳痿。

3 杜仲50克，桑寄生、枸杞子、锁阳、桂枝各30克。将上药洗净，加清水适量，水煎取汁浴足。每晚1次，10次为1疗程。本方温补肾阳，填补精血，适用于阳痿伴腰膝酸软、下肢无力、神疲自汗等症状的患者。

 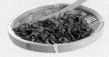

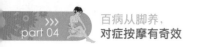
●chapter 04 脚部按摩治疗妇科、男科、儿科病症 >>>

11│遗精

遗精是指不因性生活而精液遗泄的病症，其中因做梦而遗精的称"梦遗"，无梦而遗精，甚至清醒时精液流出的为"滑精"。必须指出，凡成年未婚男子，或婚后夫妻分居、长期无性生活者，一月遗精1～2次属生理现象，如遗精次数过多，每周2次以上，或清醒时流精，并有头昏、精神萎靡、腰腿酸软、失眠等症，则属病态。

遗精的发生主要与肾功能失调有关，无梦而遗精多由肾不藏精、精关不固所致；有梦而遗精多由于思虑欲念、心火亢盛、心肾不交或湿热下注，扰动精室引起。一般认为滑精比梦遗严重。

脚部按摩疗法可清热除湿、交通心肾、补肾固精，能调节内分泌活动，平衡激素水平，不仅能维持正常精神思维活动，而且还能调理性功能活动，有利于遗精的治疗恢复。

选用反射区

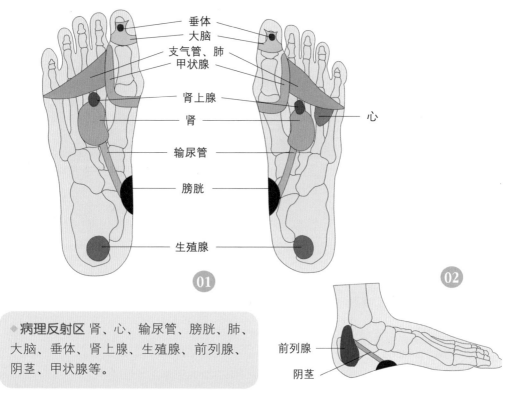

垂体
大脑
支气管、肺
甲状腺
肾上腺
肾
心
输尿管
膀胱
生殖腺

01

02

前列腺
阴茎

◆**病理反射区** 肾、心、输尿管、膀胱、肺、大脑、垂体、肾上腺、生殖腺、前列腺、阴茎、甲状腺等。

➕ 按摩方法

每次按摩15~20分钟，每日1次，10~15天为1疗程。

01 依次食指扣拳法顶压肾、心、膀胱反射区各50次，按摩力度以局部胀痛为宜。

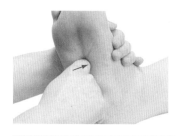
1-1 顶压肾反射区

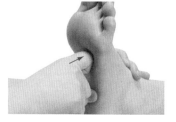
1-2 顶压心反射区

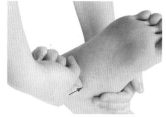
1-3 顶压膀胱反射区

02 拇指指腹推压法推按输尿管反射区50次。

03 由脚内侧向脚外侧方向拇指指腹推压法推按肺、支气管、甲状腺反射区各50次。

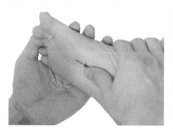
推按输尿管反射区

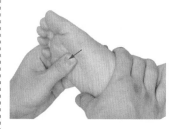
3-1 推按肺、支气管反射区

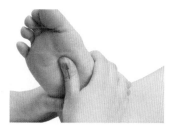
3-2 推按甲状腺反射区

04 食指扣拳法顶压大脑、垂体、肾上腺、生殖腺、前列腺、阴茎反射区各50次。

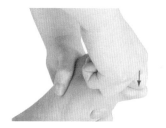
4-1 顶压大脑反射区

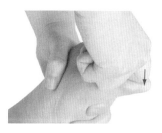
4-2 顶压垂体反射区

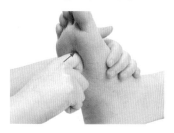
4-3 顶压肾上腺反射区

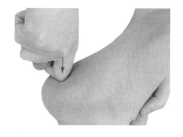
4-4 顶压生殖腺反射区

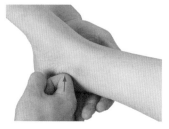
4-5 顶压前列腺反射区

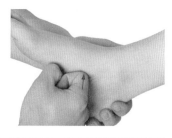
4-6 顶压阴茎反射区

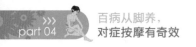
● chapter 04　脚部按摩治疗妇科、男科、儿科病症　>>

12 | 前列腺增生和前列腺炎

前列腺增生和前列腺炎是男性泌尿生殖系统的常见疾病。

前列腺增生，俗称"前列腺肥大"，是男性老年病人的常见疾病。随着年龄的增加，男人们或多或少都会有前列腺增生的病症发生。有研究表明前列腺增生始于40岁以后，但60岁以上的老年人更为多见。前列腺增生的主要症状有：排尿困难，轻者夜里起床小便次数增多，有尿不净或尿完后还有少量排出的现象；严重者出现尿流变细，甚或排不出的现象；同时常伴有腰酸背痛、四肢无力、遗精等症状。前列腺增生严重者必须手术摘除。

前列腺炎分急性和慢性两种。急性前列腺炎以膀胱刺激症状和终末血尿、会阴部疼痛为主要症状，但临床较少见。慢性前列腺炎以排尿延迟、尿后滴尿，或滴出白色前列腺液，或引起遗精、阳痿、早泄等症状。慢性前列腺炎患者占男科门诊的30%～50%，其中20～40岁的患者占50%～80%。

脚部按摩疗法对慢性前列腺炎和前列腺增生有良好的疗效。由于当前对此类疾患尚无特效疗法，运用脚部按摩疗法治疗就更有意义。通过脚部按摩可以激发和增强前列腺功能，同时加强泌尿系统的排尿作用，从而使其功能恢复正常。

⊕ 选用反射区

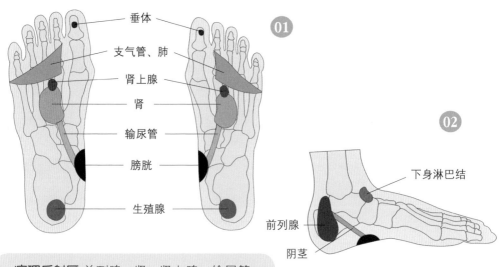

01

垂体
支气管、肺
肾上腺
肾
输尿管
膀胱
生殖腺

02

下身淋巴结
前列腺
阴茎

◆ **病理反射区** 前列腺、肾、肾上腺、输尿管、膀胱、阴茎、肺、垂体、生殖腺、下身淋巴结等。

➕ 按摩方法 每次按摩30～40分钟，每日1次，10～15天为1疗程。

01 依次食指扣拳法顶压前列腺100次，食指扣拳法顶压肾、膀胱、肾上腺、阴茎、生殖腺反射区各50次，按摩力度以局部胀痛为宜。

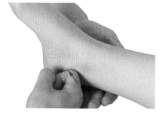

1-1 顶压前列腺反射区

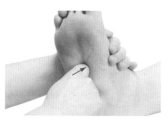

1-2 顶压肾反射区

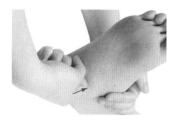

1-3 顶压膀胱反射区

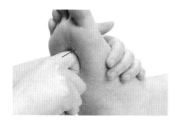

1-4 顶压肾上腺反射区

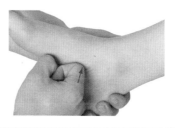

1-5 顶压阴茎反射区

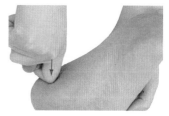

1-6 顶压生殖腺反射区

02 拇指指腹推压法推按输尿管反射区50次。

03 拇指指腹推压法推按肺、支气管反射区50次。

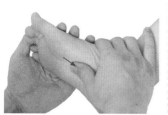

推按输尿管反射区

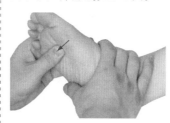

推按肺、支气管反射区

04 食指扣拳法顶压垂体、下身淋巴结反射区各50次。

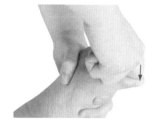

4-1 顶压垂体反射区

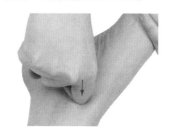

4-2 顶压下身淋巴结反射区

➕ 调护

▶急性前列腺炎发热并有化脓，应以药物治疗为主。慢性前列腺炎配合按摩(此法需专业医生做)，每周1～2次，有助于增加前列腺的血液循环，但用力不可过猛。

▶注意饮食起居，节制或避免房事。温水坐浴，每次20分钟，每天2次，有助于缓解症状。

▶打太极拳、练内养功，以达到增强体质的目的，但不要过度疲劳。

● chapter 04 脚部按摩治疗妇科、男科、儿科病症 >>>

13 | 小儿厌食

　　小儿厌食是指儿童较长时间的食欲减退。引起小儿厌食的原因很多，如某些疾病对脾胃功能的影响、环境的改变、气候的变化等。但大多数患儿常常是因挑食引起的。长期厌食会出现消瘦、头发无光泽等症状。服用钙剂、补锌、服用中药等都不见显著效果。患儿小则2～3岁，大的有9～10岁的。由于长期厌食，患儿的抗病能力下降，经常感冒发热，或患扁桃体炎、气管炎，反复发作者屡见不鲜。

　　中医学认为引起厌食的直接原因是脾胃功能失调，如不及时积极治疗，病情加重可逐渐转为"疳积"。

　　脚部按摩可较好地调理脾胃的功能，并可通过调整其他脏腑的功能，消除积滞，从而更好地健脾和胃，增进食欲，彻底改善患儿营养不良的状况。

⊕ 选用反射区

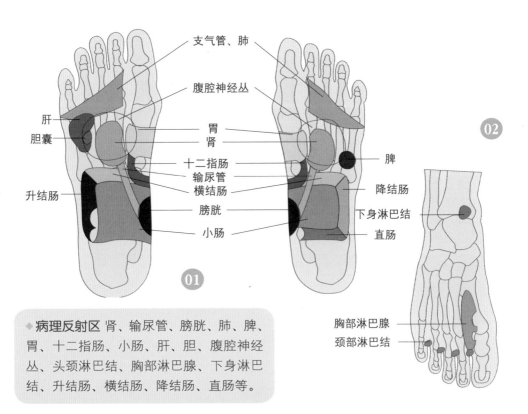

支气管、肺
腹腔神经丛
肝
胆囊
胃
肾
十二指肠
输尿管
横结肠
升结肠
膀胱
小肠
脾
降结肠
下身淋巴结
直肠
01
02
胸部淋巴腺
颈部淋巴结

◆ **病理反射区** 肾、输尿管、膀胱、肺、脾、胃、十二指肠、小肠、肝、胆、腹腔神经丛、头颈淋巴结、胸部淋巴腺、下身淋巴结、升结肠、横结肠、降结肠、直肠等。

🔟 按摩方法 每次按摩30～40分钟，每日1次，10～15天为1疗程。

01 依次食指扣拳法顶压肾、膀胱反射区各50次，按摩力度以局部胀痛为宜。

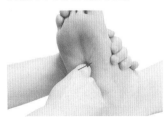 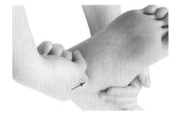

1-1 顶压肾反射区　　　　1-2 顶压膀胱反射区

02 拇指指腹推压法推按输尿管反射区50次。

03 拇指指腹推压法推按肺、支气管反射区50次。

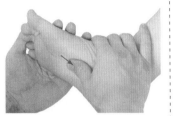 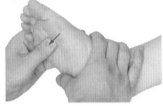

推按输尿管反射区　　　推按肺、支气管反射区

🔟 调护

▶饮食要规律，定时进餐，纠正偏食、挑食等不良习惯，保证饮食卫生。

▶创造良好的进食环境，利用食物的色香来激发食欲，并使孩子保持心情舒畅，不要过分溺爱或责骂孩子以强迫进食，以免影响孩子的情绪，反致厌食。

▶不要盲目吃药，莫滥用保健补品。可以适当服用调理脾胃、促进消化吸收功能的中、西药。缺锌能导致味觉减退、食欲降低，形成厌食、偏食，所以适量的补锌可以改善小儿厌食症状。

04 食指扣拳法顶压脾、胃、十二指肠、肝、胆、腹腔神经丛反射区各50次。

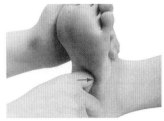 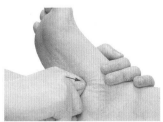 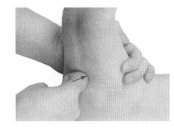

4-1 顶压脾反射区　　　4-2 顶压胃反射区　　　4-3 顶压十二指肠反射区

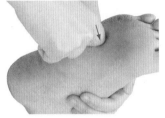 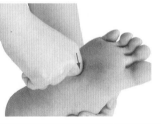 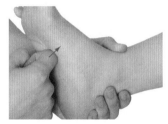

4-4 顶压肝反射区　　　4-5 顶压胆反射区　　　4-6 顶压腹腔神经丛反射区

05 食指扣拳法顶压颈部淋巴结、胸部淋巴腺、下身淋巴结反射区各50次。

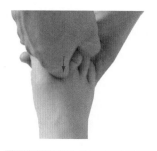 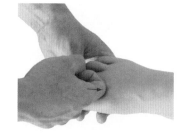 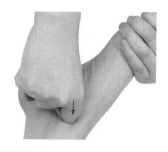

5-1 顶压颈部淋巴结反射区　　　5-2 顶压胸部淋巴腺反射区　　　5-3 顶压下身淋巴结反射区

06 由脚趾向脚跟方向拇指指腹推压法推按小肠反射区50次，由脚跟向脚趾方向推按升结肠反射区50次，从右向左推按横结肠反射区50次，由脚趾向脚跟方向推按降结肠反射区50次，从脚外侧向脚内侧推按直肠反射区50次。

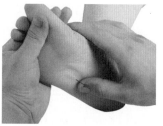 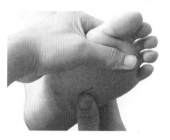

6-1 推按小肠反射区　　　　　　6-2 推按升结肠反射区

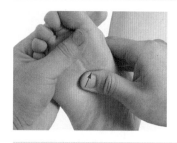 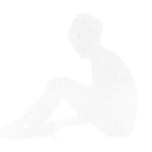

6-3 推按横结肠反射区　　　　　6-4 推按降结肠反射区

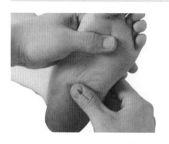

6-5 推按直肠反射区

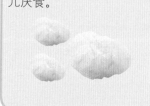

中药外用方

　　吴茱萸、白胡椒、白矾各等份。以上药物研末后，以醋调和成糊状，贴于涌泉穴，用纱布固定。1天换药1次，双脚交替10次为1疗程。可以治疗小儿厌食。

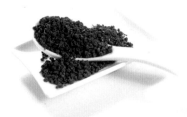

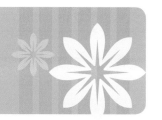

● chapter 04　脚部按摩治疗妇科、男科、儿科病症

14 小儿遗尿

遗尿，又称"尿床"，是指3岁以上的小儿在睡眠中小便不能控制而自行排出的一种病症。遗尿的主要原因是大脑排尿中枢发育不充分，其主要临床表现有：睡眠中不自主排尿，白天疲劳、天气阴雨时更易发生，轻者数夜1次，重者一夜2次，甚至更多；患儿病久可见面色萎黄、智力减退、精神不振、头晕腰酸、四肢不温等；年龄较大的儿童有怕羞或精神紧张的表现。3岁以下的儿童，由于脑髓未充，智力未健，或正常的排尿习惯尚未养成而产生尿床者，属正常。

遗尿症必须及早治疗，如病延日久，就会妨碍儿童的身心健康，影响发育。中医学认为遗尿主要由于肾气不足、膀胱不能制约所致，所以治疗以补肾益气为主。脚部按摩通过调节中枢神经系统的功能，从而起到治疗作用。脚部按摩疗法对于治疗遗尿疗效显著，对成人遗尿也有一定的效果。

选用反射区

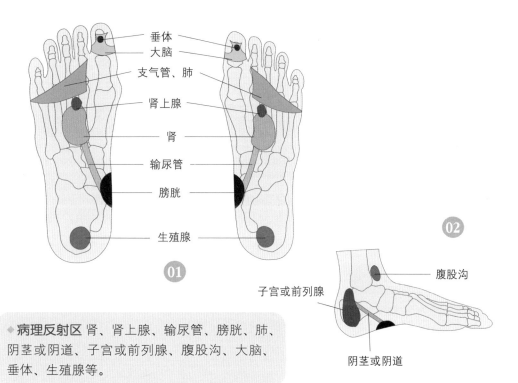

垂体
大脑
支气管、肺
肾上腺
肾
输尿管
膀胱
生殖腺

01

02

腹股沟
子宫或前列腺
阴茎或阴道

◆ **病理反射区** 肾、肾上腺、输尿管、膀胱、肺、阴茎或阴道、子宫或前列腺、腹股沟、大脑、垂体、生殖腺等。

⊕ 按摩方法 每次按摩30～40分钟，每日1次，10～15天为1疗程。

●01 依次食指扣拳法顶压肾、肾上腺、膀胱反射区各50次，按摩力度以局部胀痛为宜。

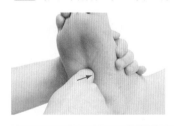

1-1 顶压肾反射区

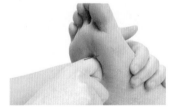

1-2 顶压肾上腺反射区

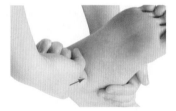

1-3 顶压膀胱反射区

●02 拇指指腹推压法推按输尿管反射区50次。

●03 拇指指腹推压法推按肺、支气管反射区50次。

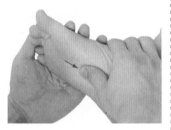

推按输尿管反射区

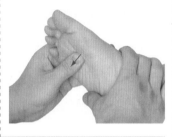

推按肺、支气管反射区

🌿 中药外用方

炮附子、补骨脂各6克，益智仁12克，生姜30克。以上药物研末捣烂后，贴于涌泉穴和肚脐，用纱布固定。2天换药1次，10次为1个疗程，可以治疗小儿遗尿。

●04 拇指指腹推压法推按阴茎或阴道、子宫或前列腺、腹股沟反射区各50次。

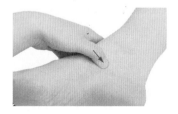

4-1 推按阴茎或阴道反射区

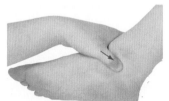

4-2 推按子宫或前列腺反射区

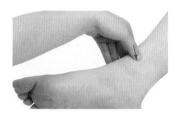

4-3 推按腹股沟反射区

●05 食指扣拳法顶压生殖腺、大脑、垂体反射区各50次。

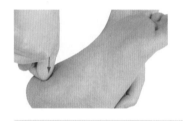

5-1 顶压生殖腺反射区

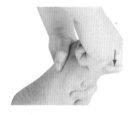

5-2 顶压大脑反射区

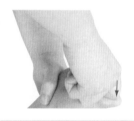

5-3 顶压垂体反射区

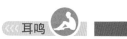
● chapter 05 脚部按摩治疗五官科病症 ▶▶

01 耳鸣

耳鸣是听觉功能紊乱而产生的一种症状。患者自觉一侧或两侧耳内有各种不同的声音或响声，如蝉鸣、水涨潮声等，在安静的环境中其感觉更为明显。这种声音时大、时小或不变，可呈持续性，也可呈间断性。耳鸣的发生主要是由于听觉的传导器、感音器、听神经传导通路的障碍、耳部疾患以及患有其他全身系统疾病而引起。

中医学认为耳鸣的发生主要在于肝肾，肾阴不足，虚火上炎，或肝胆火旺，上扰清窍，引起耳中鸣声不断及听力下降。脚部按摩可泻肝补肾、祛风化痰，促进患部血液循环，使外、中、内耳听觉感受器官及听神经功能恢复正常。

🔲 选用反射区

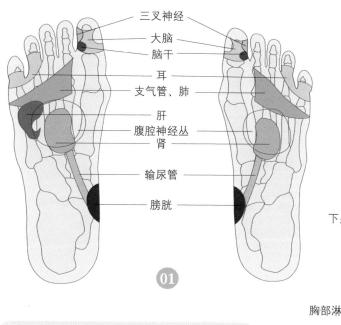

三叉神经
大脑
脑干
耳
支气管、肺
肝
腹腔神经丛
肾
输尿管
膀胱

01

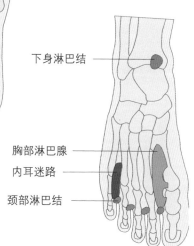

02

下身淋巴结

胸部淋巴腺
内耳迷路
颈部淋巴结

> ◆**病理反射区** 肾、输尿管、膀胱、肺、大脑、脑干、三叉神经、耳、内耳迷路、肝、头颈淋巴结、胸部淋巴腺、下身淋巴结、腹腔神经丛等。

按摩方法
每次按摩30~40分钟，每日1次，10~15天为1疗程。

01 依次食指扣拳法顶压肾、膀胱反射区各50次，按摩力度以局部胀痛为宜。

02 拇指指腹推压法推按输尿管反射区50次。

03 拇指指腹推压法推按肺、支气管反射区50次。

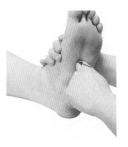
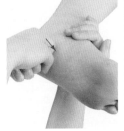
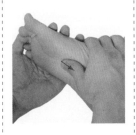
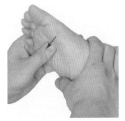

1-1 顶压肾反射区 　　1-2 顶压膀胱反射区 　　推按输尿管反射区 　　推按肺、支气管反射区

04 食指扣拳法顶压大脑、脑干、三叉神经、耳、内耳迷路、肝、颈部淋巴结、胸部淋巴腺、下身淋巴结、腹腔神经丛反射区各50次。

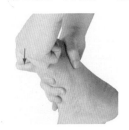
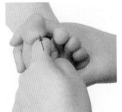
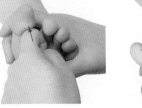
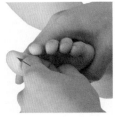

4-1 顶压大脑反射区 　　4-2 顶压脑干反射区 　　4-3 顶压三叉神经反射区 　　4-4 顶压耳反射区

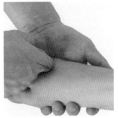
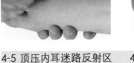
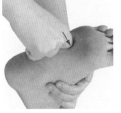
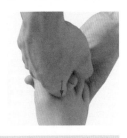

4-5 顶压内耳迷路反射区 　　4-6 顶压肝反射区 　　4-7 顶压颈部淋巴结反射区

✚ 调护

▶ 耳聋患者可参照本节治疗。脚部按摩疗法对神经性耳鸣、耳聋和暴发性耳聋有一定疗效；而对于持久性的、药物引起的或先天性耳聋，或内耳器质性病变引起的耳聋，脚部按摩法疗效欠佳。

▶ 保持耳道清洁。

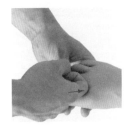
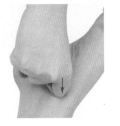
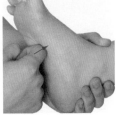

4-8 顶压胸部淋巴腺反射区 　　4-9 顶压下身淋巴结反射区 　　4-10 顶压腹腔神经丛反射区

● chapter 05　脚部按摩治疗五官科病症 ≫≫

02 | 慢性咽炎

　　慢性咽炎是指咽部黏膜的弥漫性炎症。常因急性咽炎反复发作，引起咽部黏膜经常充血、黏膜下淋巴组织增生，治疗不当或根治不彻底，而形成慢性咽炎。长期过量喝酒吸烟或粉尘、化学气体刺激咽部，发音过度以及上呼吸道感染均可导致慢性咽炎。主要症状有咽部疼痛，咽部干燥发痒、灼热、有异物感，声音粗糙、嘶哑或失音，咽部黏膜充血、增厚，咳痰等。

　　中医学认为慢性咽炎多属肺肾阴虚、气滞血瘀，治疗应以养阴清肺、滋阴降火、行气活血为主。

　　脚部按摩疗法可较好地协调五脏六腑的功能，改善咽部的血液循环，消炎利咽止痛，增强咽部的抗病能力。

🔲 选用反射区

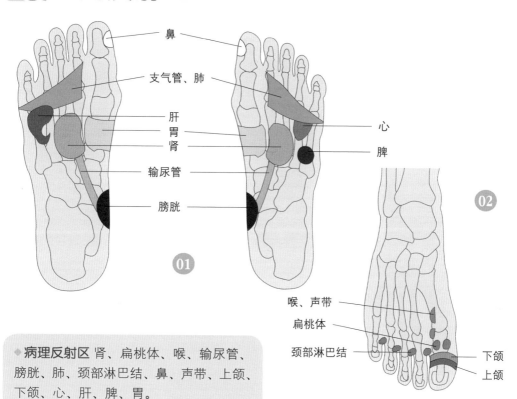

鼻
支气管、肺
肝
胃
肾
输尿管
膀胱
心
脾
01
02
喉、声带
扁桃体
颈部淋巴结
下颌
上颌

◆**病理反射区** 肾、扁桃体、喉、输尿管、膀胱、肺、颈部淋巴结、鼻、声带、上颌、下颌、心、肝、脾、胃。

按摩方法 每次按摩30～40分钟，每日1次，10～15天为1疗程。

01 依次食指扣拳法顶压肾、扁桃体、喉、膀胱反射区各50次，力度以局部胀痛为宜。

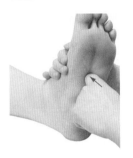 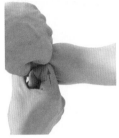 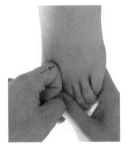 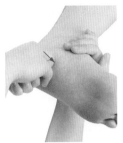

1-1 顶压肾反射区　　1-2 顶压扁桃体反射区　　1-3 顶压喉反射区　　1-4 顶压膀胱反射区

02 由脚趾向脚跟方向拇指指腹推压法推按输尿管反射区50次，速度为每分钟30～50次。

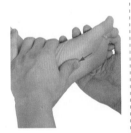

推按输尿管反射区

03 拇指指腹推压法推按肺、支气管反射区50次。

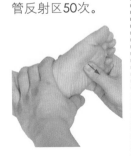

推按肺、支气管反射区

04 食指扣拳法顶压颈部淋巴结、鼻、喉、声带、上颌、下颌、口腔、心、肝、脾、胃反射区各50次。

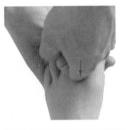 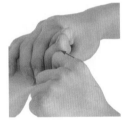 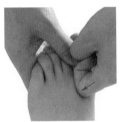

4-1 顶压颈部淋巴结反射区　　4-2 顶压鼻反射区　　4-3 顶压喉声带反射区

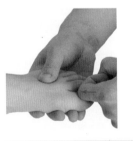 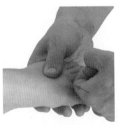 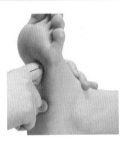

4-4 顶压上颌反射区　　4-5 顶压下颌反射区　　4-6 顶压心反射区

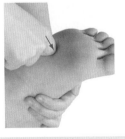 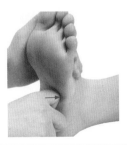 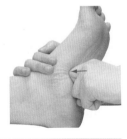

4-7 顶压肝反射区　　4-8 顶压脾反射区　　4-9 顶压胃反射区

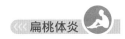

● chapter 05　脚部按摩治疗五官科病症

03 | 扁桃体炎

扁桃体炎有急性、慢性之分。急性扁桃体炎，为腭扁桃体的急性非特异性炎症，主要致病菌为溶血性链球菌，多发于青少年。慢性扁桃体炎为扁桃体的慢性感染，多因急性扁桃体炎反复发作后形成。

急性扁桃体炎的临床表现：起病急、畏寒、高热、头痛、全身酸痛、咽痛，吞咽及咳嗽时加重，可反射至耳部，引起耳痛，伴流涎、口臭，痛剧时可出现吞咽困难。检查可见：咽部弥漫性充血、扁桃体红肿、咽隐窝表面布满分泌物，有时融合成片，易除去而不出血，颌下淋巴结肿大，有压痛。

慢性扁桃体炎：常有急性扁桃体炎的发作史，常影响呼吸及吞咽。局部多无明显自觉症状，时感咽痒咽干、有异物感、灼热或酸痛、口臭。检查可见：双侧颌下淋巴结肿大、扁桃体较大，轻压扁桃体，可有白色干酪状物溢出。

➕ 选用反射区

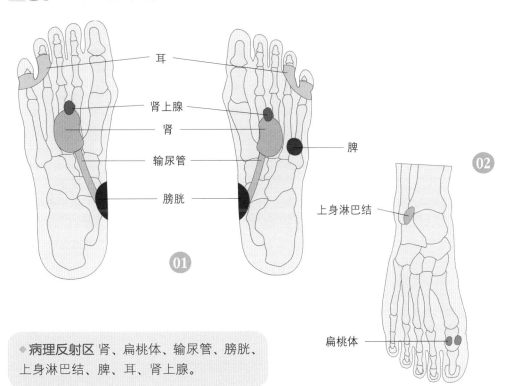

耳

肾上腺

肾

脾

输尿管

膀胱

上身淋巴结

扁桃体

01

02

◆**病理反射区** 肾、扁桃体、输尿管、膀胱、上身淋巴结、脾、耳、肾上腺。

按摩方法　每次按摩30～40分钟，每日1次，10～15天为1疗程。

01 依次食指扣拳法顶压肾、扁桃体、膀胱反射区各50次，力度以局部胀痛为宜。

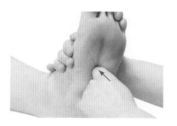 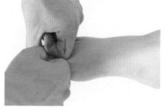 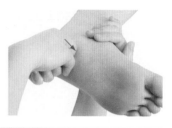

1-1 顶压肾反射区　　　　　1-2 顶压扁桃体反射区　　　　　1-3 顶压膀胱反射区

02 拇指指腹推压法推按输尿管反射区50次。

03 拇指指腹推压法推按脾反射区50次。

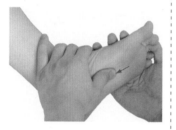 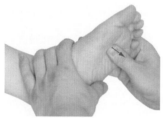

推按输尿管反射区　　　　　推按脾反射区

> **+ 调护**
>
> ▶注意休息，保持室内空气流通，温暖适中。注意咽喉部卫生。
>
> ▶增强体质，加强锻炼，提高机体抵抗力。
>
> ▶饮食宜清淡，忌食辛辣、肥腻食品。发作期间可用盐水漱口以减轻咽喉痛。

04 拇指推掌法推按耳反射区50次。

05 食指扣拳法顶压上身淋巴结、肾上腺反射区各50次，以局部有酸痛感为宜。

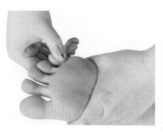 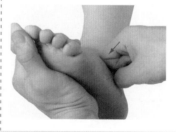 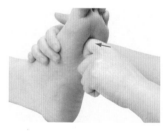

推按耳反射区　　　　　5-1 顶压上身淋巴结反射区　　　　　5-2 顶压肾上腺反射区

🌿 中药外用方

1 鲜石榴汁：取新鲜石榴果实捣烂，加入温开水1杯，浸泡1小时后，用消毒纱布绞汁，含漱口。具有解毒消肿的作用。

2 板蓝根、大青叶、蒲公英各30克。将上3味药洗净，加清水适量，煎煮30分钟左右，取汁待温浴足。每天3次，每次30分钟，连用3天。具有清热解毒、宣肺利咽的作用，适用于扁桃体炎。

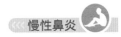

● chapter 05 脚部按摩治疗五官科病症

04 慢性鼻炎

慢性鼻炎是指鼻腔黏膜及黏膜下层的慢性炎症。本病的主要症状有鼻塞、流涕，遇冷空气刺激时加重，鼻腔分泌物为黏液脓性，鼻腔分泌物增多，可伴有嗅觉减退、咽喉干燥等症状，有的患者因鼻塞而发生头痛、头晕等症状。

急性鼻炎反复发作或治疗不彻底是造成慢性鼻炎最常见的原因。此外，慢性扁桃体炎、鼻中隔偏曲、鼻窦炎等邻近组织病灶反复感染的影响，或受外界有害气体、粉尘等的长期刺激，以及急性传染病或慢性消耗性疾病，都可导致本病的发生。

中医学认为慢性鼻炎主要与肺的功能有关，鼻的各种功能正常，主要依赖于肺的作用。脚部按摩能宣肺通窍、清热消炎，增强鼻的抗病能力。

⊕ 选用反射区

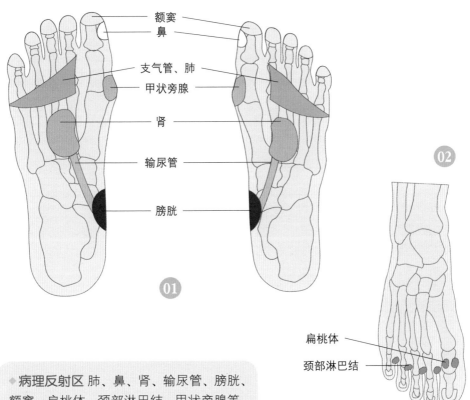

◆病理反射区 肺、鼻、肾、输尿管、膀胱、额窦、扁桃体、颈部淋巴结、甲状旁腺等。

按摩方法

每次按摩30～40分钟，每日1次，10～15天为1疗程。

01 拇指指腹推压法推按肺、支气管反射区100次。

02 依次食指扣拳法顶压鼻、肾、膀胱反射区各50次，按摩力度以局部胀痛为宜。

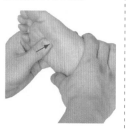

推按肺、支气管反射区

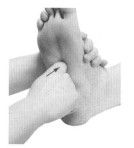

2-1 顶压鼻反射区

2-2 顶压肾反射区

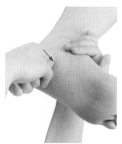

2-3 顶压膀胱反射区

03 拇指指腹推压法推按输尿管反射区50次。

04 食指扣拳法顶压额窦、扁桃体、颈部淋巴结、甲状旁腺反射区各50次。

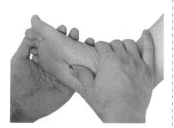

推按输尿管反射区

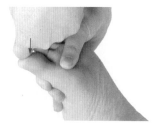

4-1 顶压额窦反射区

4-2 顶压扁桃体反射区

调护

▶患病时应加强锻炼，适当进行户外活动，增强抵抗力。要注意营养，多吃维生素含量丰富的食物，保持大便通畅。

▶拇指、食指在鼻梁两边按摩，每天数次，每次几分钟，令鼻部有热感，具有保健预防的作用。

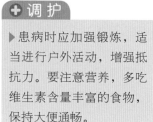
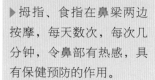

4-3 顶压颈部淋巴结反射区

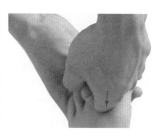
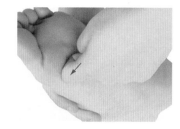

4-4 顶压甲状旁腺反射区

中药外用方

苍耳子、辛夷、白芷、薄荷各15克，细辛5克。加水适量，煎成药液，去渣取液，温洗双脚。每日1次，每次15分钟。主要治疗慢性鼻炎。

● chapter 05 *脚部按摩治疗五官科病症* ▶▶

05 | 牙痛

牙痛是口腔科牙齿疾病最常见的症状之一。很多牙病能引起牙痛，常见的有龋齿、急性牙髓炎、慢性牙髓炎、牙周炎、牙龈炎等。此外还有某些神经系统疾病，如三叉神经痛、周围性面神经炎等；身体的某些慢性疾病，如高血压患者牙髓充血、糖尿病患者牙髓血管发炎坏死等都可引起牙痛。

其症状主要是牙痛，咀嚼困难，遇冷、热、酸、甜或机械性刺激时疼痛加重。治疗时要首先查明病因，对症治疗。

中医学认为牙痛主要有两种：胃火循经上蒸所致的实证；肾阴不足，虚火上炎所致的虚证。故治疗应清胃火、补肾阴，以止牙痛。

脚部按摩可较好地促进血液循环以消炎止痛，并能加强泌尿系统的功能，补肾排毒。因此，脚部按摩疗法是治疗牙痛常用的应急方法。

➕ 选用反射区

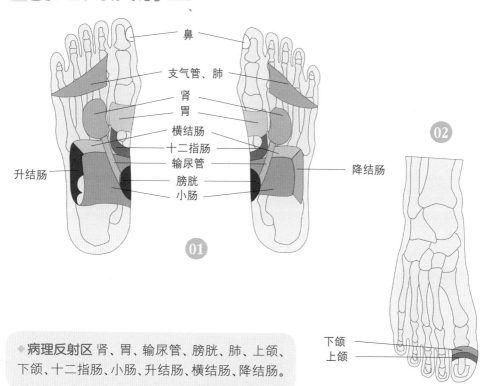

鼻
支气管、肺
肾
胃
横结肠
十二指肠
输尿管
膀胱
小肠
升结肠
降结肠

02

下颌
上颌

01

◆ **病理反射区** 肾、胃、输尿管、膀胱、肺、上颌、下颌、十二指肠、小肠、升结肠、横结肠、降结肠。

按摩方法 每次按摩15~20分钟，每日2次。

01 依次食指扣拳法顶压肾、胃、膀胱反射区各50次，按摩力度以局部胀痛为宜。

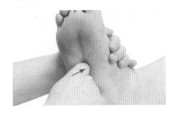 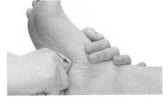 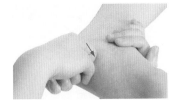

1-1 顶压肾反射区　　　　　1-2 顶压胃反射区　　　　　1-3 顶压膀胱反射区

02 拇指指腹推压法推按输尿管反射区50次。

03 拇指指腹推压法推按肺、支气管反射区50次。

➕ 调 护

▶ 牙痛停止后，患者应去口腔科做详细检查，彻底治疗。患者平时要注意口腔卫生，坚持早、晚刷牙，并采取正确的刷牙姿势。

▶ 加强牙齿锻炼，可在晨起、睡眠前叩齿各36次。

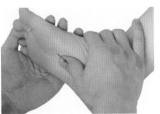 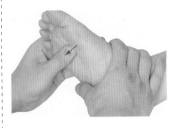

推按输尿管反射区　　　　　推按肺、支气管反射区

04 食指扣拳法顶压上颌、下颌、十二指肠反射区各50次。

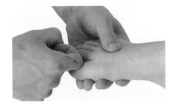 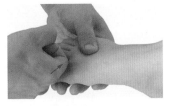 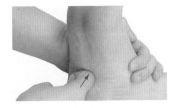

4-1 顶压上颌反射区　　　　　4-2 顶压下颌反射区　　　　　4-3 顶压十二指肠反射区

05 由脚趾向脚跟方向拇指指腹推压法推按小肠反射区50次，由脚跟向脚趾方向推压升结肠反射区50次，从右向左推按横结肠反射区50次，由脚趾向脚跟方向推按降结肠反射区50次。

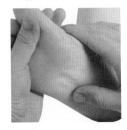 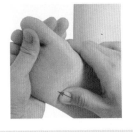 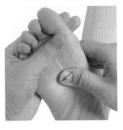 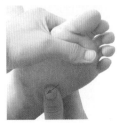

5-1 推按小肠反射区　　5-2 推按升结肠反射区　　5-3 推按横结肠反射区　　5-4 推按降结肠反射区

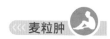
● chapter 05 脚部按摩治疗五官科病症 ▷▷▷

06 | 麦粒肿

麦粒肿是眼部腺体的急性化脓性炎症，系葡萄球菌感染所致。麦粒肿分内、外两种。外麦粒肿为睫毛毛囊周围皮脂腺的急性化脓性炎症，初起时眼睑红肿、酸痛，3～4日后在睫毛根旁出现黄色的脓点，破溃排脓后红肿迅速消退。内麦粒肿腺体较大，且居于睑板纤维组织内，故症状较为剧烈，病程也比较长，化脓后于睑结膜面可见脓点。

中医学认为麦粒肿主要是由于脾胃热毒太盛，上攻于目所致。治疗应从清热解毒、调和脾胃着手。脚部按摩疗法可促进患部的血液循环，加速眼部毒素的排出，从而起到清热解毒、消炎止痛的作用。

🔘 选用反射区

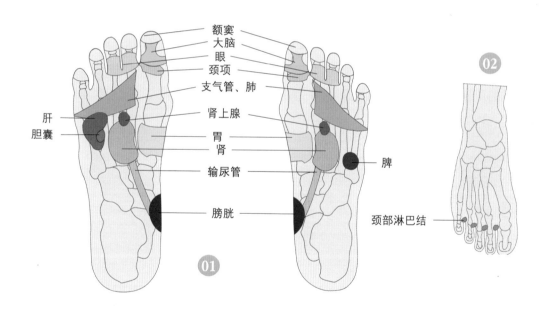

02

额窦
大脑
眼
颈项
支气管、肺
肾上腺
胃
肾
脾
输尿管
肝
胆囊
膀胱
颈部淋巴结

01

◆**病理反射区** 肾、肾上腺、眼、脾、胃、输尿管、膀胱、肺、大脑、额窦、颈项、肝、胆、颈部淋巴结等。

按摩方法 每次按摩15～20分钟，每日2次。

01 依次食指扣拳法顶压肾、肾上腺、眼、脾、胃、膀胱反射区各50次，按摩力度以局部胀痛为宜。

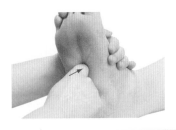

1-1 顶压肾反射区

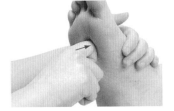

1-2 顶压肾上腺反射区

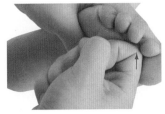

1-3 顶压眼反射区

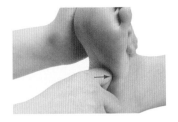

1-4 顶压脾反射区

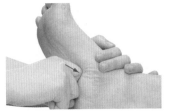

1-5 顶压胃反射区

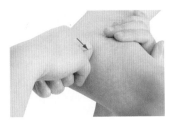

1-6 顶压膀胱反射区

02 拇指指腹推压法推按输尿管反射区50次。

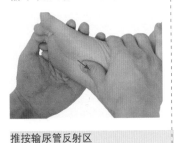

推按输尿管反射区

03 拇指指腹推压法推按肺、支气管反射区50次。

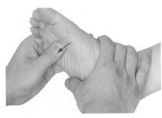

推按肺、支气管反射区

🌿 中药外用方

苍术、白芷、野菊花、金银花各等份。加水适量，煎成药液，去渣取液，温洗双脚。每日1次，每次15分钟。具有很好的解毒、消肿作用。主要治疗麦粒肿。

04 食指扣拳法顶压肝、胆、颈部淋巴结反射区各50次。

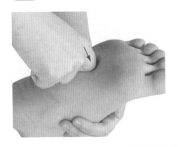

4-1 顶压肝反射区

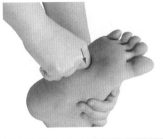

4-2 顶压胆反射区

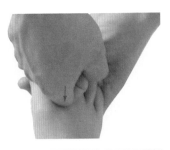

4-3 顶压颈部淋巴结反射区

05 ▶▶▶

每天泡泡脚，

健康直到老

　　泡脚是脚部按摩诸法中的一种，也同属于中医外治法。在中医历史长河中，脚浴疗法源远流长，它源于我国远古时代，是人们在长期的社会实践中的知识积累和经验总结，至今已有3000多年的历史。

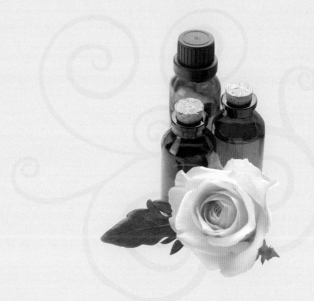

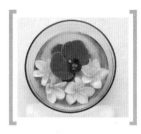

早泡脚早健康

● massage

古人曰"晨起皮包水，睡前水包皮，健康又长寿，百岁不称奇"。泡脚是内病外治的一种治疗方法，也是养生健体的一项保健措施。君不闻 "春天洗脚，升阳固脱；夏天洗脚，暑湿可祛；秋天洗脚，肺润肠濡；冬天洗脚，丹田温灼"的民谣自古流传至今？不光如此，在中国的历史长河中更不乏名人泡脚养生保健的故事：唐朝第一美女杨贵妃依仗经常脚浴来养颜美容；宋朝大文豪苏东坡每晚用脚浴来强身健体；清代名臣曾国藩更是视"读书"、"早起"和"脚浴"为其人生的三大得意之举；近代京城名医施今墨也是每晚要用花椒水来泡脚养生。

虽然中华文明史已历经数千年的演变，而泡脚这一中华传统保健术仍流传至今，并被现代人更广泛地应用并进步发展，成为人们喜爱的不吃药、不求医的家庭保健养生方法。它天然、绿色、操作简单、方便舒适、效果显著。

泡脚的理疗原理 | massage

热水+水流+气流+按摩=热水脚浴。人的脚部有几十个穴位，是身体各脏腑的反射区，热水可以打通穴位，加上气流、按摩作用，可起到促进气血运行，温熙脏腑，增加人体抵抗力的作用。

当人体体内组织器官需要的营养物质和氧气供应不足时，代谢废物乳酸等积蓄增多，进入大脑组织，就会使人产生疲劳感。而每日热水脚浴可令代谢废物加速从体内排出，使疲劳消除，还能帮助安眠。"百病从寒起，寒从脚下生"，人体脚部距心脏最远，局部血流相对缓慢。而用热水泡脚就可加速血液微循环，舒筋通络，和气活血。

坚持每天热水脚浴，可有效防治风湿关节炎、静脉曲张、下肢水肿、麻木；调节和平衡人体内分泌、舒展紧张神经、防治神经衰弱，改善失眠；可有效防止脑血栓和眩晕，同时也能防治夜尿频、便秘等症；还能调节内分泌系统和分解体内脂肪，以达到减轻体重和美容的目的。

脚浴禁忌 | massage

现在很多人认识到了泡脚的好处，喜欢睡前用热水泡脚的人越来越多。用热水泡脚，不但可以促进脚部血液循环，降低局部肌张力，而且对消除疲劳、改善睡眠大有裨益。中医认为，脚部是足三阴经、足三阳经的起止点，与全身所有脏腑经络均有密切关系，用热水泡脚，可以起到调整脏腑功能、增强体质的作用。

然而泡脚不是把脚放进热水里泡泡这么简单，也有很多学问。有些人习惯在泡脚时把脚泡得通红，并以为水温越高，效果越好。事实上，泡脚水不能太热，以40℃左右为宜。如果水温太高，双脚的血管容易过度扩张，人体内血液更多地流向下肢，容易引起心、脑、肾脏等重要器官供血不足，尤其对患有心脑血管疾病的朋友来说，反而起到相反的作用；另一方面，水温太高，容易破坏脚部皮肤表面的皮脂膜，使角质层干燥甚至皲裂。

所以泡脚的水温应控制在40℃左右，一般以30分钟为宜，饥饿和饱餐状态下不宜进行，要长期坚持才会取得好的效果。

脚部汇聚了人体的各个经络，人体各器官均在脚部有特定的反射区，脚浴法是中华医学的宝贵遗产，有着几千年的传统历史，它通过刺激人体各器官在双脚中相对应的穴位，产生神经反射，激活感应器官的功能，增强血液循环、调节内分泌、平衡血压，除了能补养身体、增强免疫力外，选用相对应的药浴还能对感冒、失眠、发烧、咳嗽、哮喘、高血压、脑血栓、腰腿痛、风湿、肾寒、胃寒、痛经、糖尿病、外科静脉屈张、脉管炎、骨伤科的脚跟骨刺、踝部关节炎、风湿性关节炎等病症起到很好的辅助疗效。著名养生专家倡导"早泡脚，早健康。"

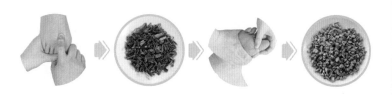

泡脚小动作，养生大功效

促进循环，增强免疫力

促进血液循环

脚容易消耗热量且保暖功能较差，有"寒从脚上来，病从脚下起"之说法。通过浴足时水的热刺激，可促使血管扩张，改善血液循环，促进陈新代谢，达到保健治病的目的。脚浴对心脑血管病、关节酸痛、肠胃不适等疾病均有显著疗效。

降低血液黏稠度

脚浴可以促进血液循环，降低血液黏稠度，对预防脑卒中等疾病有重要价值。

活血通络

人体由于感受风、寒、湿三种邪气，并滞留于经脉、肌肉、关节，可造成经脉闭塞，气血瘀滞。中医认为"血遇热则行，遇寒则凝"，因而治病原则是以通为用。而水的热力可使毛孔疏通、腠理开泄、气血通畅，起到活血化瘀、消肿止痛的作用。

祛寒除湿

药液热力作用于双脚，全身血流迅速加快，腠理得以开泄，引起全身冒汗，多种有害物质随着汗液排出体外，这时耗氧量大，淋巴液回流增多，呼吸频率增高，促进了氧气和营养的供应及肌肉的放松，既有体育运动的效果，又无体育运动之疲劳，从而达到祛寒除湿、祛病健身的目的。

增强汗腺及皮脂腺排泄功能

双脚通过热刺激，能使全身毛孔扩张，汗腺、皮脂腺等排泄功能增强，通过排汗，可以把体内各种各样的混合物（有害物质）带出体外。脚浴对伤风感冒、汗代谢异常、皮肤病等均有较好疗效。

增强内脏功能

脚浴时热水及蒸汽对脚部的反射区和经络能进行有效刺激，从而调节和增强脏器的功能，收到保健治疗之功效。

增强免疫功能

淋巴系统对外可抑制病毒、细菌，

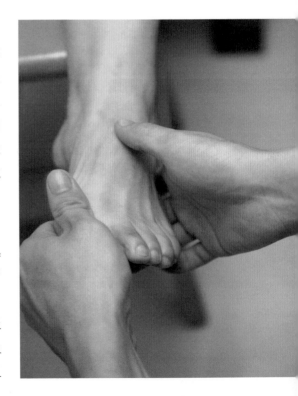

对内可抑制病菌。脚浴可改善淋巴血液的循环，利于淋巴细胞产生抗体，增强人体免疫功能。

促进新陈代谢

脚浴可促进激素分泌，调节体内脂肪、蛋白质、糖、水、盐的代谢平衡，使人体新陈代谢和内外环境相对稳定，保证身体健康。

调整血压

脚浴可改善全身血液循环，进而可改善小静脉回流功能，从而取得调整血压的效果。

扫除一身疲惫，全身放松

消除疲劳，恢复精力

脚浴可促进双脚及全身血液循环，增强人体新陈代谢，放松紧张的下肢及全身肌肉，消除全身疲劳。

改善睡眠

每晚临睡前用热水浴足可使下肢血液循环血流量增加，并可借助皮肤感受器而作用于中枢神经系统，使头部的血液相对减少，从而使人容易入睡，所以对神经衰弱、失眠有明显疗效。

缓解肌肉痉挛

脚浴可缓解肌肉痉挛及由此产生的疼痛，如由跌打损伤引起的痛性痉挛、慢性类风湿性关节炎引起的僵硬、小腿腓肠肌痉挛、踝关节扭伤引起的痉挛疼痛、胃平滑肌痉挛所致的寒性胃痛等，均可通过脚浴得到明显的缓解。

泡脚必知的基本常识

脚浴前的准备工作

脚浴水的选择

必须用洁净的温水，双脚在温度的作用下，毛细血管会扩张，毛孔会开放，如果水不干净，皮肤会吸收其中的有害物质。

脚浴剂的选择

脚浴可采用温热水进行。针对养生保健、防病治病的需求，在脚浴水中有针对性地加入一些达到一定浓度的药物则效果更佳。

脚浴器的选择

容器的质地：脚浴器以木质盆为好，其散热较慢，有利于保温。不论是哪种材质的脚浴盆，都需要无害、安全、保温性能好。

容器的大小：脚浴器的高度须超过20厘米（没过踝关节），宽度能容纳双脚即可。脚浴时坐的高度应保证身体处于舒适状态。

脚浴液的温度

脚浴液的温度，应以能耐受、感觉轻松舒适的温度为宜。一般可控制在40～50℃。

老人和儿童的脚浴液温度不宜过高，风寒感冒、关节炎及体寒怕冷者水温可稍高一些。与熏蒸结合时，熏蒸水的温度应在90℃左右，但要防止烫伤，待水温下降至50℃左右时即可将双脚浸泡于水中进行按摩、搓洗。

脚浴液的温度和季节也有关系，冬天温度可以略微高一点，夏天温度可以稍微低一点。此外，每个人对温度的感知情况也是有差别的，整体上还是要以自己能感受到的比较舒服的温度作为最佳温度。

脚浴时间和次数的控制

● 脚浴的时间

每次脚浴的时间一般以30～60分钟为宜。用于强身保健，每次可在30分钟左右；用于治疗，每次可以45～60分钟。如治疗风寒感冒、寒性胃痛、虚汗咳嗽、原发性高血压、慢性低血压、失眠症、雷诺病、下肢静脉曲张、脚癣、脚跟痛、寒性痛经、阳痿等病症，一般需泡1小时左右，并需与熏蒸、脚底按摩相结合。

● 脚浴的次数

用于强身保健，每天脚浴1次即可；用于治疗，可每天安排1～2次。

● 何时脚浴最佳

用于强身保健，可于晚上临睡前进行，因为睡前脚浴，除反射性引起局部动脉、静脉扩张之外，还可对中枢神经系统产生一种良性、温和的刺激，促进大脑皮质进入抑制状态。另外，血管扩张、血流加快，可以改善脚部的营养代谢，促使积累的代谢产物——乳酸迅速排泄，对消除疲劳有积极意义。用于治疗可于临睡前脚浴1次，或于上午9～10时及临睡前各做1次。

● 脚浴后的护理

脚浴时如需清除脚部污垢，应选用碱性小或不含碱性的香皂或沐浴液，以免过度洗去皮脂引起皮肤干燥。用药液脚浴后，应用温水冲洗1遍，以清除中药残留物。

脚浴的注意事项

脚浴时可适当饮用温热的淡盐水。脚浴后稍休息再活动。

每次脚浴保证30分钟，至少坚持脚浴1个疗程，必要时需坚持2～3个疗程。

熏脚浴宜在饭后1小时进行，最好在临睡前进行。饥饿、饱腹时不宜进行。

脚浴前应排空大小便。

如在熏浴足过程中出现头晕、恶心及其他不适感时应停止熏泡，卧床休息。

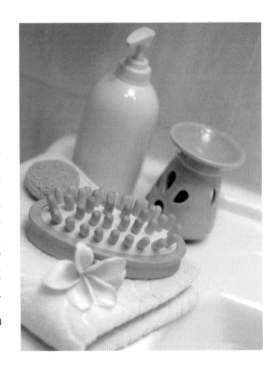

日常保健泡脚方

缓解疲劳

疲劳是亚健康的主要标志和典型表现，可分为躯体性疲劳、脑力性疲劳、心理（精神）性疲劳、病理性疲劳、综合性疲劳五大类，过度疲劳就会造成"过劳死"。

"过劳死"是一种综合性疾病，是指在非生理状态下的劳动过程中，人的正常工作规律和生活规律遭到破坏，体内疲劳瘀积并向过劳状态转移，使血压升高、动脉硬化加剧，进而出现致命的状态。脚浴对缓解前3种疲劳症状效果显著。

● 刺五加桂枝方

〔组成〕刺五加50克、桂枝60克、甘草5克。

〔用法〕将以上药物同入锅中，加水适量，煎煮30分钟，去渣取汁，倒入浴足器中，先熏蒸后再浴足30分钟，每晚1次。10天为1个疗程。

〔功效〕益气温阳。主治各种疲劳症，对躯体性疲劳尤为适宜。

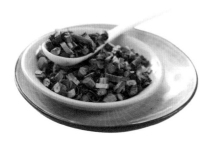

银杏叶

● 黄芪党参方

〔组成〕黄芪30克、党参20克、白酒30毫升。

〔用法〕将前2味药同入锅中，加水适量，煎煮30分钟，去渣取汁，兑入白酒，倒入浴足器中，先熏蒸再浴足30分钟，每晚1次。10天为1个疗程。

〔功效〕补益肺脾，强壮精神。主治各种疲劳症，对躯体性疲劳尤为适宜。

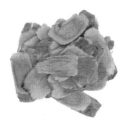

黄芪

● 首乌益智仁方

〔组成〕制首乌50克，益智仁、菟丝子各30克，川芎20克。

〔用法〕将以上药物同入锅中，加水适量，煎煮30分钟，去渣取汁，倒入浴足器中，先熏蒸再浴足30分钟，每晚1次。10天为1个疗程。

〔功效〕补益肝肾，强壮精神。主治各种疲劳症，对脑力性疲劳、心理（精神）性疲劳尤为适宜。

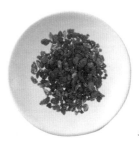

益智仁

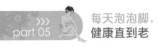
增强抵抗力

抵抗力是人体抗御疾病的能力，又称免疫功能。采用药液浴足能改善全身血液循环，改善淋巴系统功能，使淋巴细胞不断产生抗体，从而使人体抵抗力得以增强。

● 黄芪刺五加方

〔组成〕黄芪、贯众各30克，刺五加40克，川芎20克。

〔用法〕将以上药物同入锅中，加水适量，煎煮2次，每次30分钟，合并滤液，倒入浴足器中，先熏蒸再浴足30分钟，每晚1次。15天为1个疗程。

〔功效〕补气活血。增强抵抗力，防治抵抗力下降。

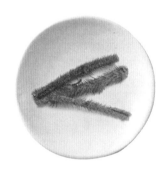

刺五加

● 绞股蓝大青叶方

〔组成〕大青叶30克，绞股蓝、鱼腥草各20克。

〔用法〕将以上药物同入锅中，加水适量，煎煮2次，每次30分钟，合并滤液，倒入浴足器中，先熏蒸再浴足30分钟，每晚1次。15天为1个疗程。

〔功效〕益气养阴，抗病毒。增强抵抗力，防治抵抗力下降。

● 薏苡仁菜豆方

〔组成〕薏苡仁100克、菜豆200克。

〔用法〕将以上药物同入锅中，加水适量，煎煮2次，每次30分钟，合并滤液，倒入浴足器中，先熏蒸再浴足30分钟，每晚1次。15天为1个疗程。

〔功效〕益气健脾。增强抵抗力，防治抵抗力下降。

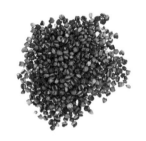

薏苡仁

● 红景天五味子方

〔组成〕红景天100克、五味子30克、茶叶6克。

〔用法〕将以上药物同入锅中，加水适量，煎煮2次，每次30分钟，合并滤液，倒入浴足器中，先熏蒸再浴足30分钟，每晚1次。15天为1个疗程。

〔功效〕补气活血。增强抵抗力，防治抵抗力下降。

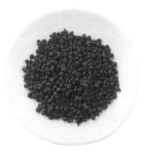

五味子

● 党参黄精方

〔组成〕黄精30克，薏苡仁50克，党参、当归各20克。

〔用法〕将以上药物同入锅中，加水适量，煎煮2次，每次30分钟，合并滤液，倒入浴足器中，先熏蒸再浴足30分钟，每晚1次。15天为1个疗程。

〔功效〕益气健脾。增强抵抗力，防治抵抗力下降。

黄精

■ 促进食欲

无饥饿感、食量减少、食后腹胀、消化不良，即为食欲不振。食欲不振多因消化系统及其他系统疾病引发。因学习、工作压力大，抑郁，过食高糖、高脂食物等所致，属亚健康状态。浴足法有助于促进食欲。

● 橘皮荷叶方

〔组成〕鲜橘皮60克，鲜荷叶1张，麦芽、谷芽各30克。

〔用法〕将以上药物同入锅中，加水适量，煎煮30分钟，去渣取汁，倒入浴足器中，先熏蒸再浴足30分钟，每晚1次。7天为1个疗程。

〔功效〕消食和胃，促进食欲。主治食欲不振，食量减少。

● 青陈皮山楂方

〔组成〕青皮20克、陈皮30克、焦山楂50克、薄荷10克。

〔用法〕将以上药物同入锅中，加水适量，煎煮30分钟，去渣取汁，倒入浴足器中，先熏蒸再浴足30分钟，每晚1次。7天为1个疗程。

〔功效〕消食和胃，促进食欲。主治食欲不振，食量减少。

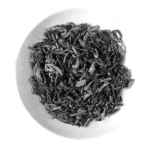

陈皮

● 白萝卜砂仁方

〔组成〕白萝卜500克、砂仁4克、陈皮30克、神曲40克。

〔用法〕先将白萝卜洗净，切成薄片，与砂仁、陈皮、神曲同入锅中，加水适量，煎煮30分钟，去渣取汁，倒入浴足器中，先熏蒸再浴足30分钟，每晚1次。7天为1个疗程。

〔功效〕消食和胃，促进食欲。主治食欲不振，食量减少。

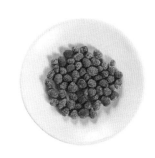

砂仁

促进性欲

〔功效〕性功能减退除少数因器质性疾病、炎症引起外，大多数属亚健康状态。泡脚疗法对性功能减退有辅助治疗功效。

● 菟丝子韭菜子方

〔组成〕菟丝子30克、韭菜子60克、红茶3克。

〔用法〕将前2味药及红茶同入锅中，加水适量，煎煮30分钟，去渣取汁，倒入浴足器中，先熏蒸再浸泡双脚30分钟，每晚1次。15天为1个疗程。

〔功效〕温肾补阳，促进性欲。主治性功能减退。

菟丝子

● 鹿角霜生姜方

〔组成〕鹿角霜20克、生姜50克、精盐5克。

〔用法〕将鹿角霜和生姜（切片）同入锅中，加水适量，煎煮30分钟，去渣取汁，调入精盐，待其溶解后倒入浴足器中，先熏蒸后浴足30分钟，每晚1次。15天为1个疗程。

〔功效〕温肾补阳，促进性欲。主治性功能减退。

● 巴戟天仙灵脾方

〔组成〕仙灵脾40克，巴戟天、仙茅各30克，精盐6克。

〔用法〕将以上前3味药同入锅中，加水适量，煎煮30分钟，去渣取汁，调入精盐，待其溶解后倒入浴足器中，先熏蒸后浴足30分钟，每晚1次。15天为1个疗程。

〔功效〕温肾补阳，促进性欲。主治性功能减退。

明目

视力下降，视物模糊不清，眼睛酸痛、发胀，两眼干涩、疲劳属亚健康状态。预防视力下降，除合理用眼、均衡营养外，泡脚疗法也有一定作用。

● 枸杞叶菊花方

〔组成〕枸杞叶60克、白菊花30克、荠菜50克。

〔用法〕将以上3味药同入锅中，加水适量，煎煮30分钟，去渣取汁，倒入浴足器中，先熏蒸后浸泡双脚30分钟，每晚1次。15天为1个疗程。

〔功效〕滋阴平肝，泻火明目。主治视力下降，眼睛疲劳干涩。

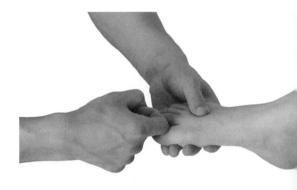

● 芦笋绿茶方

〔组成〕鲜芦笋200克、绿茶5克、决明子30克。

〔用法〕将芦笋洗净切碎，与绿茶、决明子同入锅中，加水适量，煎煮30分钟，去渣取汁，倒入浴足器中，先熏蒸后浸泡双脚30分钟，每晚1次。15天为1个疗程。

〔功效〕滋阴平肝，泻火明目。主治视力下降，眼睛疲劳干涩。

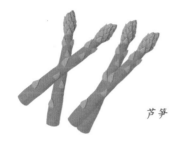

芦笋

● 石斛首乌方

〔组成〕石斛30克、制首乌60克、谷精草40克。

〔用法〕将以上3味药同入锅中，加水适量，煎煮30分钟，去渣取汁，倒入浴足器中，先熏蒸后浸泡双脚30分钟，每晚1次。15天为1个疗程。

〔功效〕滋阴平肝，泻火明目。主治视力下降，眼睛疲劳干涩。

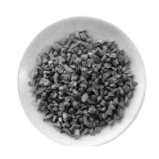

石斛

聪耳

中医认为亚健康状态引起的耳鸣、听力减退大多是肾阴虚弱或气血不足等原因所导致的。耳鸣是一种在没有外界声、电刺激条件下，人耳主观感受到的声音。值得注意的是，耳鸣是发生于听觉系统的一种错觉，是一种症状而不是疾病。有些人常感到耳朵里有一些特殊的声音如嗡嗡、嘶嘶或尖锐的哨声等，但周围却找不到相应的声源，这种情况即为耳鸣。耳鸣常常是耳聋的先兆，由耳部病变引起的常与耳聋或眩晕同时存在，由其他因素引起的，则可不伴有耳聋或眩晕。耳鸣使人心烦意乱、坐卧不安，严重者可影响正常的生活和工作。泡脚疗法坚持数月可起到聪耳作用。

● 首乌桑叶方

〔组成〕制首乌60克、桑叶100克、川芎15克。

〔用法〕将以上3味药同入锅中，加水适量，煎煮30分钟，去渣取汁，倒入浴足器中，先熏蒸后浸泡双脚30分钟，每晚1次。15天为1个疗程。

〔功效〕滋补肝肾，养阴聪耳。主治耳鸣、听力减退。

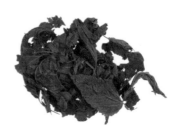

桑叶

● 熟地天冬方

〔组成〕熟地黄50克、天冬40克、桑葚子30克、石菖蒲15克。

〔用法〕将以上4味药同入锅中，加水适量，煎煮30分钟，去渣取汁，倒入浴足器中，先熏蒸后浸泡双脚30分钟，每晚1次。15天为1个疗程。

〔功效〕滋补肝肾，养阴聪耳。主治耳鸣、听力减退。

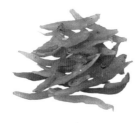

天冬

● 菟丝子杜仲方

〔组成〕菟丝子50克、杜仲40克、怀牛膝30克、川芎15克。

〔用法〕将以上4味药同入锅中，加水适量，煎煮30分钟，去渣取汁，倒入浴足器中，先熏蒸后浸泡双脚30分钟，每晚1次。15天为1个疗程。

〔功效〕滋补肝肾，养阴聪耳。主治耳鸣、听力减退。

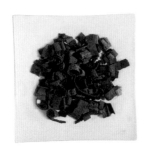

杜仲

御寒

畏寒怕冷可能因贫血、低血压病、甲状腺功能减退、内分泌失调而导致，大多数属于亚健康状态，主要是因饮食不当、营养缺乏、衣着不当、缺乏运动所致，中医认为畏寒怕冷主要为脾肾阳虚引起，温补脾肾药物浴足有较好疗效。

● 附子干姜方

〔组成〕熟附子60克、干姜100克、山药50克。

〔用法〕将以上3味药同入锅中，加水适量，煎煮30分钟，去渣取汁，倒入浴足器中，先熏蒸后浸泡双脚30分钟，每天1次。15天为1个疗程。

〔功效〕温补脾肾，御寒回阳。主治畏寒怕冷，手脚发凉。

● 淫羊藿川椒方

〔组成〕淫羊藿50克、川椒30克、生姜40克。

〔用法〕将以上3味药同入锅中，加水适量，煎煮30分钟，去渣取汁，倒入浴足器中，先熏蒸后浸泡双脚30分钟，每天1次。15天为1个疗程。

〔功效〕温补脾肾，御寒回阳。主治畏寒怕冷，手脚发凉。

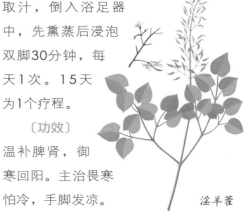

淫羊藿

● 桂枝干姜方

〔组成〕桂枝100克、干姜150克、细辛10克。

〔用法〕将以上3味药同入锅中，加水适量，煎煮30分钟，去渣取汁，倒入浴足器中，先熏蒸后浸泡双脚30分钟，每天1次。15天为1个疗程。

〔功效〕温补脾肾，御寒回阳。主治畏寒怕冷，手脚发凉。

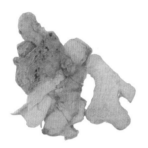

干姜

■ 解郁

中医认为情绪忧郁与肝气郁结、疏泄功能失职有关，如果不及时纠正，会导致抑郁症。除进行心理调节外，采用疏肝理气解郁的药液浴足，有事半功倍之效。

● 金橘叶郁金方

〔组成〕金橘叶100克，郁金30克，玄胡、川芎各15克。

〔用法〕将以上4味药同入锅中，加水适量，煎煮30分钟，去渣取汁，倒入浴足器中，先熏蒸后浸泡双脚30分钟，每天1次。10天为1个疗程。

〔功效〕疏肝解郁，理气通络。主治情绪忧郁，胸胁胀痛。

● 橘皮橘核橘络方

〔组成〕橘皮100克、橘核80克、橘络10克。

〔用法〕将以上3味药同入锅中，加水适量，煎煮30分钟，去渣取汁，倒入浴足器中，先熏蒸后浸泡双脚30分钟，每天1次。10天为1个疗程。

〔功效〕疏肝解郁，理气通络。主治情绪忧郁，胸胁胀痛。

● 柴胡青皮方

〔组成〕柴胡50克、青皮60克、枳壳15克。

〔用法〕将以上3味药同入锅中，加水适量，煎煮30分钟，去渣取汁，倒入浴足器中，先熏蒸后浸泡双脚30分钟，每天1次。15天为1个疗程。

〔功效〕疏肝解郁，理气通络。主治情绪忧郁，胸胁胀痛。

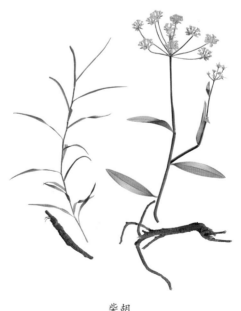

柴胡

健脑益智

中医认为脚乃六经之根，人体的"第二心脏"。中医所说的"心"的功能，包括现代医学中大脑的功能。市售的各种浴足器底部均安有突起的按摩点，以便在采用药物脚浴的同时，又能起到脚底按摩的功效，有良好的健脑益智作用。

● 菖蒲地黄方

〔组成〕地黄、杜仲、百部、山药各20克，天冬、麦冬、党参、防风、柏子仁、五味子各15克，石菖蒲、白茯苓、丹参、远志各30克，桂枝10克。

〔用法〕将以上15味药同入锅中，加水适量，煎煮2次，每次30分钟，合并滤汁，倒入浴足器中，浴足30分钟，每晚1次。20天为1个疗程。

〔功效〕健脑益智，安神通窍。主治记忆力减退，反应迟钝等症。

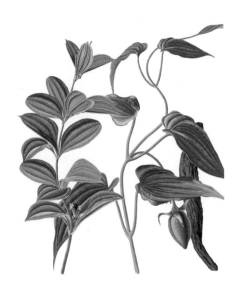

百部

● 首乌熟地黄方

〔组成〕制何首乌40克，刺五加20克，夜交藤、熟地黄各30克。

〔用法〕将以上4味药同入锅中，加水适量，煎煮2次，每次30分钟，合并滤汁，倒入浴足器中，浴足30分钟，每晚1次。20天为1个疗程。

〔功效〕健脑益智，安神通窍。主治记忆力减退，反应迟钝等症。

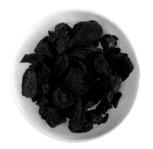

何首乌

美容养颜

运用天然药物及食物制成药液进行浴足，通过皮肤吸收，可达到美容润肤、乌发等功效。

● 丝瓜汁方

〔组成〕鲜嫩丝瓜及新鲜叶、藤各500克。

〔用法〕将材料洗净，切碎捣烂绞汁，取适量汁液搽脸，每天3次，余下汁液倒入浴足器，加热水浴足30分钟，每晚1次。20天为1个疗程。

〔功效〕凉血解毒，美容护肤，防皱，杀菌消炎。防治皮肤粗糙、粉刺、毛囊炎等症。

白芷白及方

〔组成〕白芷、白蔹、藿香各15克，白及、茯苓各20克，瓜蒌30克。

〔用法〕将以上药物研成细末，加热水，搅匀，取适量搽脸及手臂，余下的药液倒入浴足器浴足30分钟，每天1～2次。20天为1个疗程。

〔功效〕美白润肤，减少皱纹。防治皮肤黯黑粗糙、黑斑等症状。

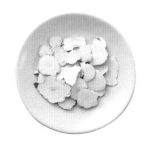

白芷

二花方

〔组成〕桃花40克，杏花、川芎各30克。

〔用法〕将以上药物入锅，加水煎煮30分钟，去渣取汁，稍温时洗面，再倒入浴足器浴足30分钟。每晚1次。20天为1个疗程。

〔功效〕清热凉血，活血润肤。防治面色无华，皮肤粗糙、干燥，面部色素沉着等皮肤症状。

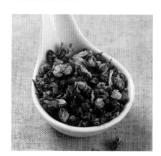

桃花

杏仁茶叶方

〔组成〕苦杏仁50克、绿茶5克。

〔用法〕将苦杏仁、茶叶一同入锅，加水2000毫升，煎煮30分钟，去渣取汁，取适量搽脸及手臂，余下的药液倒入浴足器中，放置至30℃左右浴足30分钟，每天1～2次。20天为1个疗程。

〔功效〕滋润皮肤，消炎杀菌，补充维生素及矿物质。防治皮肤萎黄、黯黑、粗糙及痤疮、疖疮等症状。

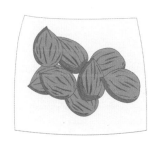

苦杏仁

菊花柏叶方

〔组成〕甘菊花60克，干柏叶、川芎各20克，蔓荆子、桑白皮各15克，白芷10克，细辛8克，旱莲草30克。

〔用法〕将以上药物同入锅，加水2000毫升，煎煮20分钟，去渣取汁，放置至30℃左右浸泡头发20分钟（头发需先用洗发乳洗去污垢），然后将浸泡头发的药液倒入浴足器中浴足20分钟，每晚1次。20天为1个疗程。

〔功效〕清热凉血，清肺降火。主治肺热、血热引起的面部痤疮、皮疹及酒糟鼻。

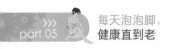
● 三花方

〔组成〕桃花40克，杏花、芙蓉花各30克。

〔用法〕将以上药物入锅，加水煎煮30分钟，去渣取汁，稍温时洗面，再将剩余药液倒入浴足器中，浴足30分钟，每晚1次。20天为1个疗程。

〔功效〕清热凉血，活血润肤。防治面色无华，皮肤粗糙、干燥，面部色素沉着。

延缓衰老

俗语说："树枯根先竭，人老脚先衰。"古人认为人有四根：鼻根、耳根、乳根、脚跟，而脚跟为四根之根本，为精气之根。在经络学说中，双脚是三阴之始、三阳之终。泡脚疗法结合熏蒸、脚底按摩、磁疗等方法，可有效改善老年人的生理功能，对抗多种老年病的困扰，从而达到延缓衰老的目的。

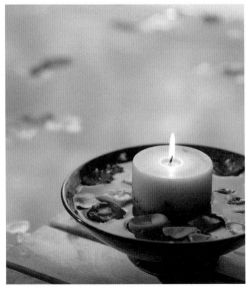

● 菊花延龄方

〔组成〕菊花30克、槐花40克、银杏叶100克、丹参20克。

〔用法〕将上药同入锅中，加水适量，煎煮2次，每次30分钟，合并滤液，倒入浴足器中，先熏蒸后浴足30分钟，每晚1次。20天为1个疗程。

〔功效〕平肝活血，软化血管，降低血脂，对抗衰老。防治原发性高血压、冠状动脉粥样硬化性心脏病、高脂血症等多种老年病。

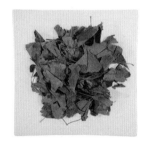

银杏叶

● 菟丝子五味子方

〔组成〕熟地黄、菟丝子、覆盆子各30克，五味子15克，枸杞子10克，车前子20克。

〔用法〕将上药同入锅中，加水适量，煎煮2次，每次30分钟，合并滤液，倒入浴足器中，先熏蒸后浴足30分钟，每晚1次。20天为1个疗程。

〔功效〕补肾壮阳，滋补肝肾，改善性功能，延缓衰老。防治年老体弱，性功能减退及心脑血管疾病。

● 海藻山楂方

〔组成〕海藻60克、生山楂50克、

杜仲30克、桑寄生40克。

〔用法〕先将海藻用温水泡发，与生山楂、杜仲、桑寄生一同入锅，加水适量，煎煮2次，每次30分钟，合并滤汁，倒入浴足器中，先熏蒸后浴足30分钟，每晚1次。20天为1个疗程。

〔功效〕补益肝肾，降压降脂，延缓衰老。防治原发性高血压、高脂血症、血液黏稠症等多种老年病。

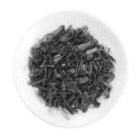

桑寄生

鹿角霜女贞子方

〔组成〕女贞子50克，旱莲草40克，桑寄生30克，鹿角霜、辣椒各20克。

〔用法〕将上药同入锅中，加水适量，煎煮2次，每次30分钟，合并滤汁，倒入浴足器中，先熏蒸后浴足30分钟，每晚1次。20天为1个疗程。

〔功效〕补肾壮阳，滋补肝肾，改善性功能，延缓衰老。防治年老体弱，性功能减退及心脑血管疾病。

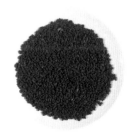

桑寄生

银杏叶丹参方

〔组成〕银杏叶100克、槐花40克、菊花30克、丹参20克。

〔用法〕将上述诸药同入药罐中，清水浸泡30分钟，加水2000毫升煎汤，煮沸20分钟后去渣取汁，将汁倒入浴足器中，先熏蒸后浴足30分钟，每晚1次。20天为1个疗程。

〔功效〕平肝活血，软化血管，降血脂。适用于防治中老年人心脑血管疾病。

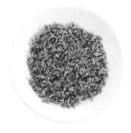

槐花

枸杞叶方

〔组成〕枸杞叶适量。

〔用法〕在正月一日、二月二日、三月三日、四月四日……十二月十二日，皆用枸杞叶煎汁脚浴。

〔功效〕此方源于《山居四要》，可光泽不老，祛疾健身，百病不生，为历代养生学家延年益寿的秘法。

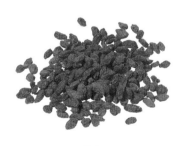

枸杞

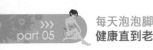
● 威灵仙伸筋草方

〔组成〕威灵仙、伸筋草各20克，当归15克，大青盐25克。

〔用法〕将上述诸药同入锅中，加水2000毫升，煎煮20分钟，去渣滤汁，倒入浴足器中。每次浴足30分钟，每晚1次。冬季可连续应用1～2个月。

〔功效〕温肾散寒，消除疲劳，调节神经，促进睡眠。适用于中老年人养生保健、益寿。

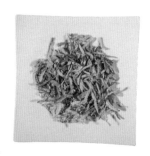

当归

▶本草精油健康泡脚方

■ 草本脚浴方

● 香水莲花浴

〔组成〕莲花7朵。

〔用法〕将莲花加入沸水中浸泡10分钟，再放入浴水中，水温保持在37.5℃，浸泡双脚15～20分钟。

〔功效〕莲花性温无毒，含有莲花胚胎素、莲花蜜、莲花碱等，有抗坏血酸的作用。浸入温水后，莲花胚芽释出金黄色的透明胶质，这是天然的去角质磨砂膏。莲花作药用泡脚，可以使人长期保持年轻状态，还可降血压、降血脂、排毒、解便秘、调节身体机能、增强免疫力。

● 绿茶柠檬浴

〔组成〕绿茶5包、柠檬1个（对切）。

〔用法〕先将绿茶用沸水泡开，放入浴水中，再放入半个柠檬，剩下的半个柠檬可切片用来按摩脚跟厚茧处。水温保持在38～39℃，浸泡双脚15～20分钟。

〔功效〕绿茶和柠檬的香味能产生令人愉悦的芳香，有提神的效果。绿茶加柠檬泡脚，能舒缓脚部肌肉紧张，刺激皮肤神经末梢，消除疲劳，改善睡眠，经常使用会让脚部皮肤白嫩光滑，而且还能去脚气，治疗汗脚。

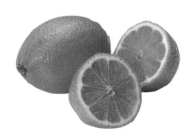

● 香柚浴

〔组成〕柚皮1～2个。

〔用法〕将柚皮切片，晒2天，将其晒干，再放入烤箱烤4分钟，放入棉布袋，用热水浸泡10分钟后，放入浴水中。水温保持在38～39℃，浸泡双脚20～30分钟。

〔功效〕冬季脚浴使用柚皮最佳，柚皮中维生素C含量高，不仅可以美化肌肤，防止黑斑、疹子，促进循环，而且对于初期的感冒、各种神经痛、虚冷症也有很好的治疗功效，还可提升免疫功能。柚子皮不仅可作脚浴材料，还可煮水喝，具有消食去积、清香开胃的功效；果肉有清热降火的作用；将柚子中的白络晒干后装入袋子，放入柜中，还可驱赶虫子。

红酒浴

〔组成〕红酒300～400毫升。

〔用法〕将红酒直接倒入浴水中，水温保持在38℃，浸泡双脚20～30分钟。

〔功效〕红酒含有多酚的成分，具有抗氧化作用，可预防心血管疾病、补充能量、防止老化、改善虚冷、失眠，是酒类中最好的选择。红酒泡脚能帮助血液循环，促进发汗。

菊花蜜浴

〔组成〕菊花、蜂蜜各适量。

〔用法〕菊花和蜂蜜直接泡入热水中，有些人喜欢使用高温水泡脚，但是蜂蜜遇高温会破坏其营养结构，所以，浴足的水温不能过高，保持在37～38℃，浸泡双脚15分钟。

〔功效〕菊花为菊科多年生草本植物的头状花序，含有菊苷、氨基酸、胆碱、水苏碱和维生素等物质。菊花气味清香，凉爽舒适，对湿冷、腰痛、神经痛、风湿、疲劳等都具有很好的疗效。

玫瑰花浴

〔组成〕鲜玫瑰花50克（可用15克干玫瑰花代替）、香油1碗。

〔用法〕将香油和玫瑰花一同放入锅中煮约10分钟，待冷却后装瓶储存备用。每次脚浴时取2大匙玫瑰油放入浴水中，并在浴足过程中不断地加入热水，使水温始终保持在40℃左右，浸泡双脚20～30分钟。

〔功效〕玫瑰花泡脚具有理气解郁、和血散瘀的功效，主治肝胃气痛、新久风痹、吐血咯血、月经不调、赤白带下、痢疾、乳痈、肿毒，还具有舒肝解郁、降脂减肥、润肤养颜等作用，特别对妇女痛经、月经不调有神奇的功效。玫瑰花是爱情的象征，更是美容护肤佳品。据说杨贵妃一直能保持肌肤柔嫩光泽的最大秘诀，就是在她沐浴的华清池内，长年浸泡着鲜嫩的玫瑰花蕾。

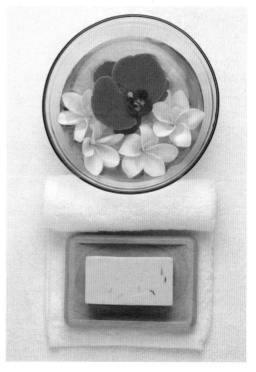

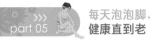
芦荟浴

〔组成〕新鲜或干燥的芦荟叶片适量。

〔用法〕将新鲜芦荟叶片切成1厘米左右的块状，加水，放入砂锅中，用小火煎20分钟，冷却后倒入浴水中（制成的芦荟汁可以在冷却后倒入消过毒的广口瓶中储存，随需取用，很适合忙碌的上班族使用）。1盆水中加入100毫升左右的汁液即可。不要将芦荟的生叶片直接放入浴水中，这样芦荟的药效是不能发挥出来的。水温始终保持在37～38℃，浸泡双脚20分钟。

〔功效〕芦荟的叶肉和表皮中含有多种有效成分，具有很好的杀菌、消炎、消肿、解毒等作用。用芦荟汁浴足，能够促进人体血液循环，暖和身体，改善皮肤粗糙、皲裂，还可以减轻神经痛、风湿病、腰痛等症状。为了更好地发挥芦荟的效用，千万不能从芦荟植株上直接摘下叶片投入浴水中，而要把它切成段，用水煎煮一会儿才行。经期常拉肚子的女性、体质虚冷者不宜使用太多芦荟。

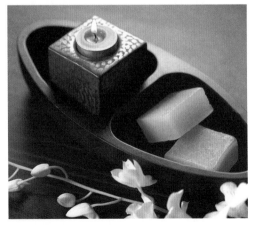

苹果浴

〔组成〕2～3个苹果的皮，加苹果醋200毫升；也可将2个苹果直接切片。

〔用法〕将苹果皮（或切片的苹果）放在棉布袋中，放入浴水中。水温保持在37.5～38℃，浸泡双脚5～10分钟。将双脚放入水中浸泡时可加入按摩，以使双脚得到足够的休息。

〔功效〕用苹果泡脚有健身安神的功效。用苹果醋泡脚可以消除疲劳，加速人体的血液循环，提高血红蛋白的携氧能力。还可以调节、疏理、松弛紧张的神经，调和经络气血，坚持日久，可大大改善睡眠质量。

精油脚浴方

檀香玫瑰浴

〔组成〕檀香精油、玫瑰精油各3滴，安息香精油2滴。

〔用法〕将精油滴入浴水中，搅拌均匀。水温保持在38～39℃，浸泡双脚30分钟。将双脚放入水中浸泡时可加入按摩，以使双脚得到足够的休息。

〔功效〕檀香精油具有显著的催情功效，能够改善性冷感和性无能等症状。安息香精油自古以来就是人们常用的熏香材料，具有安神、开窍、祛痰的作用。

百里香浴

〔组成〕百里香精油3滴、小苏打1杯。

〔用法〕将百里香精油与小苏打混合均匀，加入热水中。水温保持在38℃，浸泡双脚20～30分钟。将双脚浸泡时可同时进行按摩，可使双脚得到足够的休息。

〔功效〕百里香具有非常好的杀菌、抗炎功效，能治疗脓疮、伤口、蚊虫咬伤、口臭，利用热敷还可减轻痛风的不适，舒缓关节炎、肌肉酸痛等症状；还可强化神经、活化脑细胞，因此能提高记忆力和注意力；能振奋低落的情绪以及挫败的沮丧感，可释放禁锢的心灵，抚慰心灵的创伤，非常适合忧郁、疲倦的人使用。

● 依兰葡萄柚浴

〔组成〕依兰精油3滴、葡萄柚精油2滴。

〔用法〕将准备好的两种精油滴入浴水中，搅拌均匀。水温保持在37～39℃，浸泡双脚20分钟。将双脚放入水中浸泡时可加入按摩，以使双脚得到足够的休息。

〔功效〕几乎所有的花瓣类精油都有催情作用，尤其是依兰，所以南洋群岛的原住民会在婚礼上撒依兰的花瓣。

● 洋甘菊浴

〔组成〕德国洋甘菊精油、橙花精油各2滴，薰衣草精油3滴，甜杏仁油10毫升。

〔用法〕将精油及甜杏仁油混匀后，涂抹小腿至双脚，再泡入热水中，水温保持在39℃，泡20分钟。

〔功效〕德国洋甘菊和罗马洋甘菊是同科不同属的植物，在作用上略有不同。德国洋甘菊是蓝色精油，具有很强的消炎作用，尤其是对治愈消化系统发炎效果很好，但市场销售价格较高。罗马洋甘菊是十分安全的酯类精油，有很强的安抚效果，可止痛、抗痉挛、舒缓胃痛、头痛、生理痛、肌肉关节痛、牙痛等，还能改善失眠症状。而且，罗马洋甘菊和甜杏仁油混合成按摩油可缓解疼痛。

● 薰衣草浴

〔组成〕薰衣草精油3滴、德国洋甘菊精油2滴、甜杏仁油10毫升。

〔用法〕将所准备好的3种精油滴入浴水中，搅拌均匀，水温保持在38～39℃，浸泡双脚30分钟。

〔功效〕薰衣草精油可以清热解毒、清洁皮肤、控制油分、祛斑美白、祛皱嫩肤、祛除眼袋黑眼圈，具有促进受损组织再生恢复等护肤功能，还可舒缓压力，放松肌肉，有助于睡眠，具有解除充血与肿胀、除臭、解毒、利尿、通经、杀霉菌、降低血压、镇静、利脾、催汗、治创伤等诸多功效。

● 柠檬香茅浴

〔组成〕柠檬香茅精油3滴、黑胡椒精油2滴、甜杏仁油10毫升。

〔用法〕将精油及甜杏仁油混匀后，加入水中，水温保持在38～39℃，浸泡双脚30分钟。

〔功效〕柠檬香茅具有促进循环、舒缓肌肉疼痛的功效，尤其对腿部作用特别明显，因此，久站、久坐、长途跋涉之后，可使用柠檬香茅精油泡脚以改善腿部疲劳。

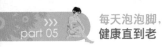

此外，柠檬香草精油还具有抗菌效果，能够缓和感冒症状、减轻喉咙疼痛、缓解头痛，还可以减轻压力，已成为现代人不可缺少的精油之一。

● 蒲公英浴

〔组成〕蒲公英100克、胡萝卜子油2滴、柠檬精油3滴、杜松3滴。

〔用法〕蒲公英加1000毫升水煮沸，再用小火煮15分钟后放入盆中。精油调匀后，滴入浴水中。水温保持在38～39℃，浸泡双脚15～20分钟。

〔功效〕蒲公英是中药材中对肝最有防护疗效的药材之一，因为其可以促使胆汁分泌，增强肝脏功能，对于肝炎和黄疸的疗效甚为显著，用来脚浴效果很好。胡萝卜子含有维生素A的前趋物质及维生素B_1、维生素B_2、维生素C，具有防癌及养肝疗效；柠檬精油分子能中和体内酸性，增强对疾病的抵抗力，还具有相当高的美容价值，其独特的果酸成分更可软化角质层，令肌肤变得白皙而富有光泽。

● 柠檬薄荷浴

〔组成〕柠檬精油、薄荷精油各2滴，尤加利精油3滴。

〔用法〕将准备好的三种精油滴入浴水中，搅拌均匀。水温保持在38～39℃，浸泡双脚15～20分钟。将双脚放入浸泡并加入按摩，可使双脚得到足够的休息。

〔功效〕柠檬含有丰富的维生素C，对于清血、对抗败血症有不错的疗效，还可减轻贫血、刺激白细胞、免疫系统，维持体内的酸碱平衡，增强抵抗力。尤加利精油有极强的抗菌效果，可以抵御流行性感冒的侵害。

● 姜精油浴

〔组成〕迷迭香精油2滴，薄荷精油、姜精油各1滴，橄榄油5毫升。

〔用法〕将精油与橄榄油混合后，涂抹小腿至双脚，再泡入热水中，水温保持在38～40℃，泡10～15分钟。

〔功效〕姜精油可止痛、促进骨质细胞再生，因此对于关节炎、骨折、肌肉疼痛等方面的疾病都有很好的疗效；姜精油还能止血化瘀，可治疗瘀伤；在消化系统方面，可改善腹泻、食欲不振、便秘、胀气、反胃等症状；姜精油还可祛湿气、帮助发汗，因此对感冒、偏头痛也有一定的疗效。

● 广藿香精油浴

〔组成〕广藿香精油3滴、丁香精油2滴、甜杏仁油10毫升。

〔用法〕将精油及甜杏仁油混匀后备用，再将混合好的油加入浴水中。水温保持在38℃，浸泡双脚15～20分钟。

〔功效〕广藿香精油具有促进细胞再生、抗菌、抗炎的效用，对皮肤问题的治疗效果很好。此外，广藿香精油还有帮助减肥的功效，帮助内心找到平衡，振奋精神，消除嗜睡的状况。低剂量使用广藿香精油能镇静心灵，但是过高剂量反而会对人产生刺激。

● 丝柏精油浴

〔组成〕丝柏精油2滴、柠檬精油1滴、甜杏仁油10毫升。

〔用法〕将精油及甜杏仁油混匀后备用，再将混合好的油加入热水中。水温保持在38℃，浸泡双脚15～20分钟。将双脚放入浸泡并加入按摩，可使双脚得到足够的休息。

〔功效〕丝柏是地中海地区常见的植物，有很高的经济价值，木材可用作建材或制作棺木，球果可萃取精油。丝柏精油可以改善风湿、水肿等症状，而且具有抗菌、收敛、舒缓痔疮、帮助伤口结痂、利尿等功效，能够去除脚汗、狐臭。柠檬精油并不具有直接去除脚臭的功效，但它可除去老死细胞，改善暗沉的肤色，预防脚趾甲岔裂。

● 迷迭香浴

〔组成〕迷迭香精油、黑胡椒精油、天竺葵精油各3滴。

〔用法〕将精油滴入浴水中，搅拌均匀。水温保持在37～39℃，浸泡双脚30分钟。

〔功效〕迷迭香对呼吸系统很有益处，其最著名的功效是增强记忆力，使人头脑清楚。迷迭香在烹调、医疗、宗教仪式上都有很重要的地位，也是仅次于薰衣草外，最被广泛使用的精油，它有珍贵的强心剂及心脏刺激剂的成分，可让低血压恢复正常，1%～2%的低剂量使用可以降血压，3%以上高剂量则会使血压升高。迷迭香对于贫血的调理也

有一定的帮助。

● 杜松鹿蹄草浴

〔组成〕松针精油3滴、鹿蹄草精油2滴、薰衣草精油3滴。

〔用法〕将精油滴入浴水中，搅拌均匀。让水温保持在38～40℃。浸泡双脚20～30分钟。

〔功效〕关节肿痛或四肢有时无法随意活动，都可能是关节炎的征兆。鹿蹄草精油含有95%的柳酸甲酯，柳酸甲酯可促进血液循环，还可止痛。松针、薰衣草精油对于减缓肌肉疼痛，治疗关节炎、关节痛都有所帮助。薰衣草精油可有效减轻脚痛、腿痛、肌肉酸痛等风湿性关节炎的症状，还可缓解经痛及经前的紧张情绪，特别适合女性关节炎患者。

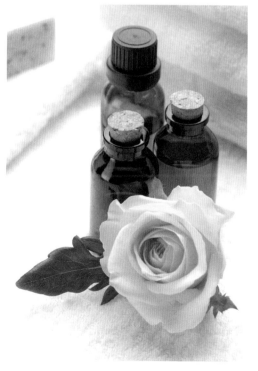

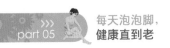
● 尤加利精油浴

〔组成〕尤加利精油、薰衣草精油各3滴，浴盐30克。

〔用法〕将精油滴入浴水中，搅拌均匀。先泡10～15分钟后，将水温升至39℃，再泡10～15分钟，至全身发汗。

〔功效〕尤加利精油最著名的疗效就是治疗各种呼吸道和黏膜疾病，是最具抗菌效果的精油，用它来泡脚、熏香、按摩可以有效地治疗咳嗽、感冒、鼻塞、流鼻涕、发热等症。薰衣草精油对呼吸系统、感冒喉咙发炎都有疗效，也可减轻感冒发热等症状。发热初期，可以通过泡澡和泡脚让皮肤血管扩张，将体热散出，但是如果症状严重，最好去医院就诊。

● 马郁兰精油浴

〔组成〕薰衣草精油2滴、苦橙叶精油3滴、马郁兰精油2滴。

〔用法〕将精油滴入浴水中，搅拌均匀。水温要保持在40℃左右，浸泡双脚20～30分钟。

〔功效〕苦橙叶精油有镇静作用，效果持久。马郁兰精油也具有镇静作用，对失眠很有帮助。马郁兰精油还能影响血液循环，使血流畅通，解决肌肉疼痛，非常适合用作运动后的按摩油。薰衣草被誉为万用精油，清淡优雅的木香具有安定平衡情绪、改善失眠、缓解紧张、抗抑郁等作用，可把精油直接涂抹在肌肤上。失眠是困扰现代人的一大顽症。当人无法从睡眠过程中消除疲劳恢复体能时，身体机能就容易衰退老化，出现黑眼圈、皮肤松弛、过敏、斑点等现象，而且疾病也容易悄悄袭来。如果失眠是因为压力过大，可在泡脚时做深呼吸、冥想，把烦恼抛到脑后。

● 快乐鼠尾草精油浴

〔组成〕鹿蹄草精油、快乐鼠尾草精油、迷迭香精油各3滴。

〔用法〕将精油滴入浴水中，搅拌均匀。水温保持在38～41℃，浸泡双脚，先泡20分钟，泡至全身发汗后再加热水继续泡5分钟。

〔功效〕快乐鼠尾草精油有令人放松的幸福感，对神经紧张、虚弱、恐惧等身心问题都有很好的舒缓、放松效用。迷迭香精油是止痛剂，可舒缓过度劳累的肌肉，可给疲惫的身心注入活力，强化心灵。鹿蹄草精油也具有舒缓肌肉酸痛的作用。

熏香除治疗疾病及美容外，还有神奇的净化空气的功能，很多精油熏香具有超强的杀菌能力。脚浴本身具有温热的疗效，而精油芳香分子多半能刺激血液循环，放松心情，加上按摩、熏香、茶饮的辅助，更具效果。

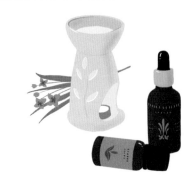

06 ▶▶

每天按按脚，

全身康健无烦恼

　　哪怕你并不能在短时间内就完全了解脚部按摩的真经神效，哪怕你自认身体强健无须特殊理疗。但是，哪怕在寒冷的冬季，轻搓5分钟的脚底，让阳气洋溢，周身烘暖，不也是一种慰护自己、珍爱健康的表现吗？

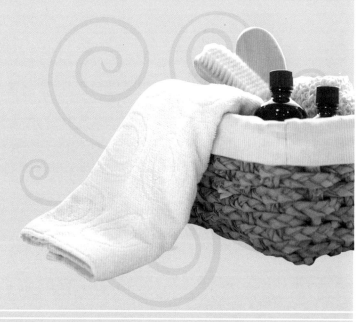

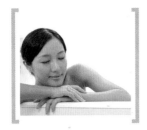

健康生活
从养好脚开始
● massage

我们都听说过这样一句至理名言："生命在于运动"。生命对于我们每个人而言，既是宝贵的，也是脆弱的，所以，珍惜生命自然离不开运动。但是，随着现代社会竞争压力的日渐增强，人们把更多的时间都花费在了办公桌或是电脑前，下班后就会疲惫不堪，也就没有过多的精力再去运动了。于是很多人就因为长期的运动量不足，最终将身体免疫功能推向了脆弱的边缘。

恼人的亚健康 | massage

对于健康，当今社会流行着一种新的定义，叫亚健康状态，即介于健康者和疾病患者之间的一种部分生理功能下降的状态。处于亚健康状态的人，通过及早的保健以及治疗，身体可以朝着健康的方向发展，反之则会向疾病方向转变。而工作压力过大又缺乏运动的人，就是亚健康的高发人群。例如，当我们结束了一天的工作后，很多时候我们都会觉得体力透支，甚至出现头昏眼花的症状，而且由于在办公室或者工作间等闭塞的环境下，使人不太容易接触到新鲜的空气，这就会导致我们的鼻腔需要不停地过滤粉尘。而对于经常在户外工作的人来说，长期被各种喧闹的杂音侵扰，很容易导致听力出现问题。以上这些，虽然并不能轻易就衍变为疾病，但也使本该正常的身体器官朝着不健康的方向发展下去。所以有必要进行适当的调理，以免给自己埋下更大的隐患。

脚部按摩是对付亚健康的利器 | massage

那么，对于劳碌奔波的现代人来说，如何找到一种既能合理弥补日常运动的不足，提高我们因缺乏锻炼而日渐降低的免疫力，又不需要花费太多时间和精力的简便型健康方式呢？答案可以在脚部按摩中找到。

我们知道，脚部按摩可以正确调节人体机能，使受损的器官得以修复，而这些正是亚健康患者所急需的。例如当我们过度使用眼睛后就会出现视觉的疲劳，比较显著的状态就是眼神游离，看什么都要慢半拍，但是只要找到眼睛在脚部的正确反射区，并加以适当手法按摩，就能够令疲劳的双眼重新变得明亮清晰。而对于更广泛意义上的疲劳，也就是人本身由于疲劳而导致的身体机能下降及精神衰弱，脚部按摩也可以发挥出相当大的作用。我们知道，人体的疲劳是由于长期过量的体力劳动与脑力劳动所致，那么，只要我们找到大脑、甲状腺、垂体、颈项、肝、脾、胃、十二指肠等器官在脚部的反射区，然后加以准确的按摩，就可以令这些因疲劳而受损的器官恢复正常的工作，同时也就可以将毒素排除出体外，不会因毒素的积压而导致免疫机能的下降。

脚部按摩除了能够在修复器官、提升免疫力方面有着显著作用外，在治疗失眠上也有着突出的作用。我们应该知道，失眠的主要原因是心神不安导致的，那么，只要我们运用补心安神的方法，就可以调养心神，健脑益智，达到预防失眠的效果。但是如何补心安神呢？我们只要找到作用于我们头部以及消化系统等在脚部的反射区，再加以合理的按摩手法，就可以达到补心安神的神奇功效了。

脚部按摩除了能够起到预防失眠、缓解疲劳的作用外，还能对处于亚健康状态的人起到哪些作用呢？简单点说，除以上两点外，还能调脾胃、助消化、养肾延年、瘦身苗条，对头、眼、耳、鼻等人体器官进行健康调整等多方面的保健功效。

脚部按摩的频率 | massage

当然，任何医疗与保健方式都不可过量，对于脚部保健按摩来说，也没必要每天都做，太多或是太过频繁就会造成肌肉伤痛。有专家指出，对于处在快节奏的生活、工作中的人们来说，每周一次的脚部按摩是最好不过的。

疾病是在人们的日常生活中被一点一滴地积累起来的，然后存放在人体的某个角落里，当它被积累到一定程度后，就会爆发，最终导致人们的身体出现不适甚至发生疾病。而人的身体在"养"不宜"治"，所以预防与维护才是我们在日常生活中对自身能做的最大贡献。脚部按摩这种保健形式能够使正承受生活压力的现代人，轻轻松松将健康隐患排除体外，使我们能更好、更快地完成每一项工作任务。

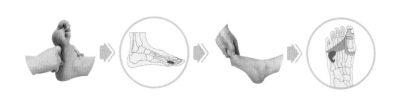

● massage >>>

醒脑提神，提升精力按摩

　　头部的大脑是人体的中枢，采用脚底按摩法进行头部保健尤其适用于脑力劳动者。长期坚持，可以聪耳明目，使人精力充沛。

01 选取反射区

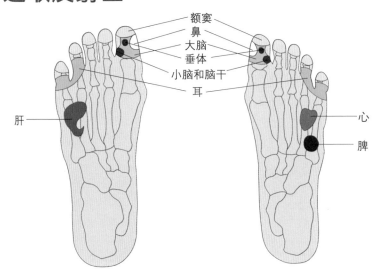

额窦
鼻
大脑
垂体
小脑和脑干
耳
肝
心
脾

◆ **反射区** 大脑、小脑脑干、垂体、额窦、心、肝、脾、鼻、耳。

02 手法

　　鼻反射区运用拇指指腹按压法，其余反射区运用单食指扣拳法。

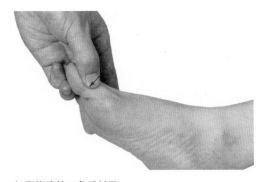

拇指指腹按压鼻反射区

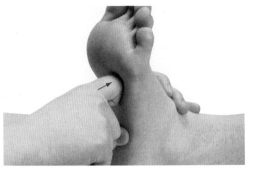

单食指扣拳按压心反射区

● massage ＞＞＞

护眼明目，防治近视按摩

眼睛是心灵的窗户，是重要的视觉器官，眼部保健脚底按摩法可以增进眼睛的血液循环，增强眼部肌肉的弹性，达到预防眼病、防治近视眼及眼部美容的作用。

01 选取反射区

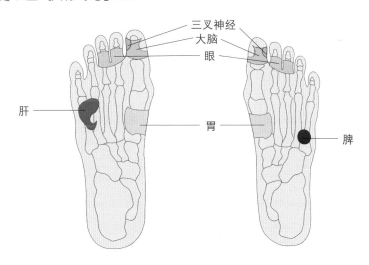

◆**反射区** 眼、肝、大脑、三叉神经、脾、胃。

02 手法

三叉神经反射区运用拇指指腹按压法，其余反射区运用单食指扣拳法。

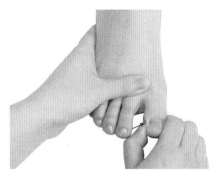

拇指指腹按压三叉神经反射区

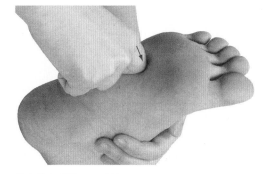

单食指扣拳按压肝反射区

233

● massage 》》》

提高听力，刺激听神经按摩

长期坚持耳部保健脚底按摩法，可以促进耳部血液循环，刺激听神经，提高听力。

01 选取反射区

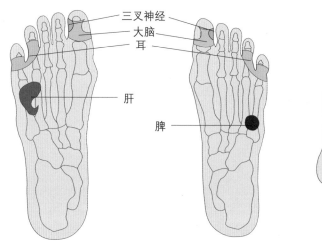

三叉神经
大脑
耳
肝
脾

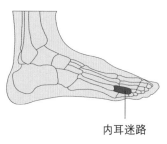

内耳迷路

◆ **反射区** 耳、内耳迷路、大脑、肝、脾、三叉神经。

02 手法

三叉神经反射区运用拇指指腹按压法，内耳迷路反射区运用单食指勾掌法。其余反射区运用单食指扣拳法。

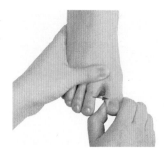

拇指指腹按压三叉神经反射区

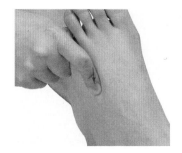

单食指勾掌按压内耳迷路反射区

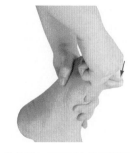

单食指扣拳顶压大脑反射区

●massage >>>

畅通鼻道，预防鼻炎按摩

鼻为呼吸气体出入的门户，鼻道畅通，则肺气也通畅。长期坚持鼻部保健脚底按摩法，可以改善鼻部的血液循环，增强抵抗力，预防鼻炎的发生。

01 选取反射区

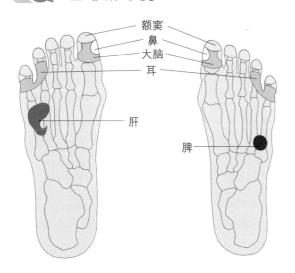
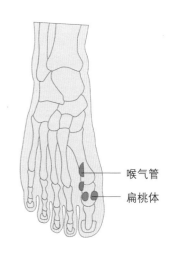

◆ **反射区** 鼻、喉气管、额窦、大脑、肝、脾、耳、扁桃体。

02 手法

鼻反射区运用拇指指腹按压法，喉、气管反射区运用单食指勾掌法。其余反射区运用单食指扣拳法。

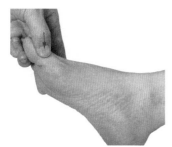
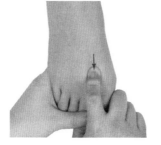
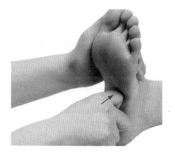

拇指指腹按压鼻反射区　　　　单食指勾掌按压喉、气管反射区　　　　单食指扣拳顶压脾反射区

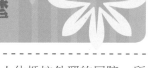

● massage ＞＞＞

补益肺气，增强免疫力按摩

肺主皮毛，外邪从皮毛侵入人体，首先侵犯到肺。肺气是人体抵抗外邪的屏障，所以运用补益肺气的方法，可以提高机体的抗病能力，预防感冒。

01 选取反射区

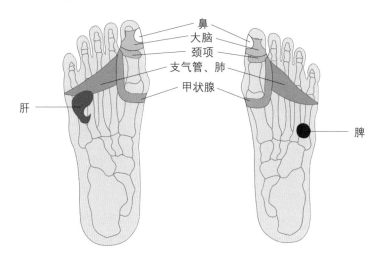

◆ **反射区** 大脑、颈项、肺、支气管、甲状腺、鼻、肝、脾。

02 手法

颈项、鼻反射区运用拇指指腹按压法，其余反射区运用单食指扣拳法。

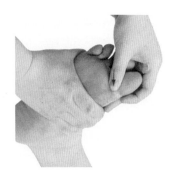

拇指指腹推按颈项反射区

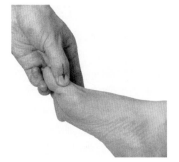

拇指指腹按压鼻反射区

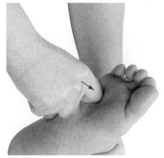

单食指扣拳顶压肺和支气管反射区

● massage ≫≫≫

补心安神，益智健脑按摩

心主神明，中医认为失眠为心神不安所导致，所以运用补心安神的方法，可以调养心神，健脑益智，达到预防失眠的作用。

01 选取反射区

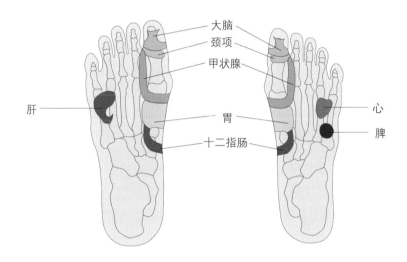

大脑
颈项
甲状腺
肝
胃
十二指肠
心
脾

◆ **反射区** 大脑、颈项、甲状腺、肝、脾、心、胃、十二指肠。

02 手法

颈项反射区运用拇指指腹按压法，其余反射区运用单食指扣拳法。

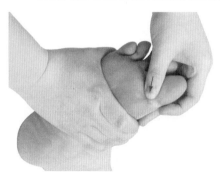

拇指指腹推按颈项反射区

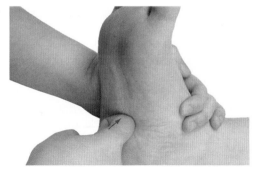

单食指扣拳顶压十二指肠反射区

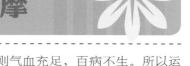

● massage >>>

补足血气，调理脾胃按摩

　　脾胃为后天之本，气血化生之源。脾胃功能正常，则气血充足，百病不生。所以运用调理脾胃的方法，可以助消化，达到增强机体抵抗力的作用。

01 选取反射区

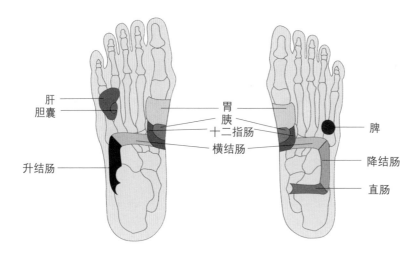

肝
胆囊
胃
胰
十二指肠
横结肠
升结肠
脾
降结肠
直肠

◆ **反射区** 肝、脾、胃、十二指肠、胰、胆囊、升结肠、横结肠、降结肠、直肠。

02 手法

　　颈项反射区运用拇指指腹按压法，其余反射区运用单食指扣拳法。

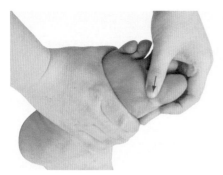

拇指指腹推按颈项反射区

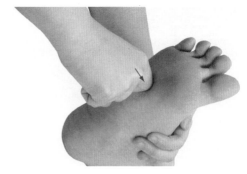

单食指扣拳顶压胆反射区

养肾延年，充盛精气按摩

　　肾为人体先天之本，肾中精气充盛则精气化血生髓，充养骨骼。因此，运用此法可以养肾填精、延年益寿。

01 选取反射区

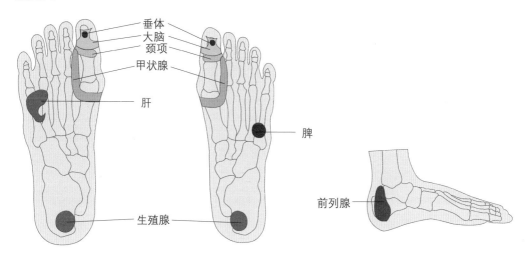

垂体
大脑
颈项
甲状腺
肝
脾
前列腺
生殖腺

◆**反射区** 大脑、甲状腺、垂体、前列腺、生殖腺、颈项、肝、脾。

02 手法

　　颈项反射区运用拇指指腹按压法，前列腺、生殖腺反射区运用双拇指指腹推按法，其余反射区运用单食指扣拳法。

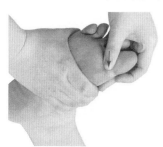

拇指指腹推按颈项反射区

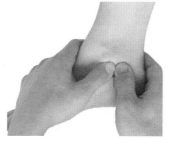

双拇指指腹推按生殖腺压反射区

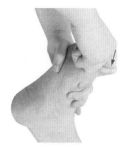

单食指扣拳顶压大脑反射区

● massage >>>

瘦身塑形，健康减脂按摩

身体过于肥胖会导致一系列的疾病，因此越来越多的人追求瘦身苗条。

01 选取反射区

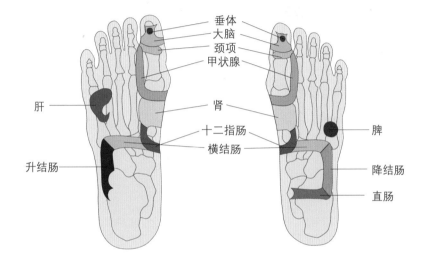

垂体
大脑
颈项
甲状腺
肝
肾
十二指肠
横结肠
脾
升结肠
降结肠
直肠

◆ **反射区** 大脑、甲状腺、垂体、颈项、肝、脾、胃、十二指肠、横结肠、降结肠、升结肠、直肠。

02 手法

颈项反射区运用拇指指腹按压法，其余反射区运用单食指扣拳法。

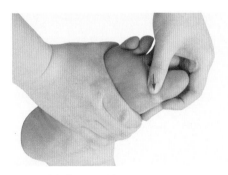

拇指指腹推按颈项反射区

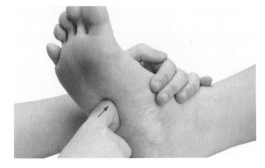

单食指扣拳顶压横结肠反射区

part 07

以脚诊病，
健康预警早知道

　　通过对脚部进行观察、触摸、按压，就能发现脚的形态或皮肤颜色的变化、触感变化及疼痛，从而判断出其所对应的病变器官，将疾病消灭在萌芽状态，是典型的无创伤物理疗法。

　　如果只是用热水浴脚，也能刺激脚部穴位，增强机体新陈代谢，从而达到强身健体、祛除病邪的目的。

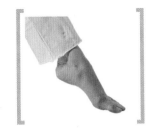

足不出户，可察百病

● massage

你一定知道扁鹊的故事：在中国古代，有一位叫扁鹊的名医，被人称做神医。他还有两位哥哥，也是学医的，但都没他的名气大。有一次魏文侯问扁鹊："你们兄弟三人，谁的医术最高明？" 扁鹊说："我大哥最高，二哥次之，我最差。" 魏文侯说："那你说说道理吧！" 扁鹊说："是这样的：我大哥治病是看病人的神色，病还没有表现出来他就把病治好了，所以他的名字只有家里人知道。我二哥治病是在病人稍有不适的时候就把病治了，所以他的名字只有邻居知道。而我扁鹊看病用的是疏通血脉的针、有毒副作用的汤汁及埋入肌肤之内的草药，所以我的名声反倒传遍了各个诸侯国。"

对扁鹊故事的思考 | massage

读完这个故事，想必大家都会认为扁鹊是个很谦虚的人。他有着能令人起死回生的医术，反倒说自己治病救人的本领不如二位兄长。那么，扁鹊到底是谦虚，还是真的如他所说，他确实是兄弟中医术最差的一个呢？答案很明显，扁鹊确实是一个医术高明的神医，但是他治疗的是已经生病的人。如果疾病在产生前便能通过某些表征让人们及时发现，并得到妥善的预防与治疗，那么，就会让更多的人避免遭受病魔的深度侵害。换句话说，最高明的医术是在病情尚未开始恶化前就能发现病征，继而采取排除隐患的诊疗手段。那么，是不是真的有这样的诊疗方法呢？即便是有，是不是大多数人都能掌握呢？

诊脚知百病 | massage

通过前面几章的学习，你应该已经获悉了很多关于脚部按摩在人体疾病治疗方面的功效，也大概掌握了一些运用脚部按摩手段来完成强身健体目的的方法。虽然这些知识能够让我们在日常生活中抵御或者解决一些疾病的入侵，可是对于人体自身来说，如果真的等到病了再去通过脚部按摩来治疗的话就会是一种对生理的折磨，从中医角度上来说就是会伤了元气。那么，怎样才能像扁鹊的大哥那样，做到先知先觉呢？答案依旧是脚部按摩。我们知道，脚部按摩是研究人体生理、病理以及疾病的防治和诊疗的一门学科，中医传统的诊病方法是"望、闻、问、切"，在依靠脚部按摩诊病的时候，我们同样需要"望"，即观察脚部的形态、颜色、趾甲、脚底等方面的细小变化；然后是"触"，也就是通过对脚部的抚摩来判断脚部各位置的具体变化，通过以上两种手段，来判断病因，从而发现隐藏在人体深处的微小病症，然后再加以合适的脚部按摩穴位按摩，将可能危害人身体健康的潜在疾病扼杀在摇篮里。

那么，为什么脚部的"望"与"触"能达到这样的效果呢？简单说，人体有12条经脉连接着五脏六腑，有6条起止于脚上，并与脚上的66个穴位相贯通。合理刺激脚部的穴位或是反射区，就可以通过经脉传至五脏六腑，使内脏的气血通畅，起到调节人体阴阳平衡的作用。

有研究证明，当病变程度达到10%时，用脚部按摩方法便可以发现征兆。当人体出现了显著病症，再等到被医疗仪器检测出来时，病变的程度已达70%。因此，"望脚诊病"是可以帮助我们及早发现器官的不正常情况及病理变化，继而让我们及时采取措施进行预防和治疗。对于像心脏病、脑中风、癌症这样的高危性疾病，如果能够及早地发现，对于人体健康有着重大而深远的意义。

从上面的几点我们可以看出，脚部按摩中的"望脚诊病"与"触脚诊病"对于人们提早发现并预治疾病是有着显著功效的，所以，在本部分内容中，我们特别将这两种能够发现病变的诊疗手段详细列举出来，从脚部各反射区反映出来的外在视觉以及内在触觉所能观察到的特征都做了一一讲解。例如我们可以通过观察脚趾甲的颜色，来判断可能发生的疾病：如果趾甲苍白，就可能是贫血；如果趾甲灰白，就可能有甲癣。对于"触脚诊病"来说，最重要的是找到患者的脚部反射区，用手挤压，令患者被挤压的部位做出反应，以此来判断患者的病征以及患病的轻重。

总之，无论是感冒发烧、咽喉肿痛，还是皮肤老化、关节病变，都可以通过观察或触摸相应的脚部反射区来发现病征，进而实现早发现早治疗的保健目的。让你的一双脚成为"百病词典"，实现"足"不出户就能祛除疾病、强身保健的功效。

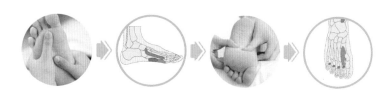

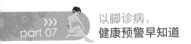

以脚诊病，主要通过对脚部外表的观察、对脚部反射区的触摸按压等方法，由表及里，测知脏腑、组织、器官的病理信息。以脚诊病包括望脚诊病、触脚诊病。

以脚诊病有利于疾病的早期诊断，从而使治疗和保健更有针对性。以脚诊病在临床应用中，可以发现CT检测不出来的功能性疾病，可以弥补B超只能做形态诊断的不脚，但是以脚诊病不是万能的，它只能对那些现代设备难以诊断的功能性疾病进行辅助性诊断，说明哪种功能状态失调，而并不能具体说明是什么性质的疾病。比如，在胆区发现阳性体征，只能指出胆囊有病，而不能说明是胆囊炎还是胆道结石。因此，我们在运用以脚诊病时，还要根据患者的主诉、化验室检查、CT、B超或磁共振成像等现代化设备检查的结果，来确定病变的性质、病情的严重程度等。

▶望脚诊病

许多疾病通过对人体双脚的观察就能大致诊断出来。如脚部反射区局部出现明显的凹陷，提示该反射区相对应的脏腑器官可能"缺损"或"已摘除"；脚部反射区局部出现明显肿胀、隆起，可能提示该反射区对应的脏腑器官有慢性器质性病变。

◆望脚诊病的顺序 将被按摩者的双脚竖起，放在按摩者的正前方，按照双脚反射区按摩的顺序从脚底反射区、脚内侧反射区、脚外侧反射区、脚背反射区，从脚趾看到脚跟，先看一只脚再看另一只脚，之后进行双脚对比。通过观察双脚皮肤的颜色、皮肤的弹性、皮下组织的丰满程度、皮肤表面异常的赘生物、局部是否有肿胀或凹陷、趾和趾甲的形态变异、脚弓是否变形或消失等异常的现象，来判断双脚的哪些反射区有异常，进而判断相对应的脏腑器官有无病理变化。

◆全脚望诊要点 脚部反射区局部出现明显的凹陷，提示该反射区相对应的脏腑器官可能"缺损"或"已摘除"，如子宫切除术后，该脏器相对应的反射区就会出现明显的凹陷，局部组织松软。

脚部反射区局部出现明显肿胀、隆起，可能提示该反射区相对应的脏腑器官患有慢性器质性病变。比如，在患者双脚的膀胱反射区见到明显的局部肿胀，说明该患者可能患有前列腺增生、慢性肾功能衰竭、慢性膀胱炎等病变。

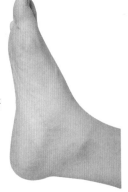

脚趾部皮肤的水肿，提示该患者可能患有肾脏、心脏及循环系统的疾病，或患内分泌功能失调而致盆腔充血。脚部内外跟的损伤及瘀血，与盆腔和髋关节的病变有关。

◆脚趾部望诊 脚踇趾的皮肤呈暗紫色时，可能提示该患者脑部缺血、缺氧或可能有脑血管病变等。

脚踇趾的皮肤及皮下组织干瘪失去正常弹性，提示脑动脉硬化、脑供血不脚，甚至可能患有脑软化、脑萎缩等病变。

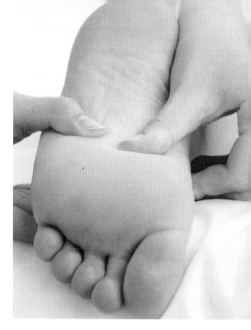

脚部的5个脚趾（左右各5个脚趾），如果趾尖端部的肉球饱满圆滑，手按压肉球部分感到柔软并富有弹性，为实型；如果趾尖端部的肉球部分不丰满而干瘪，手按压肉球部分无弹性而感坚硬，为虚型。

如右脚大踇趾比左脚大踇趾大，表示该人身体健康；若左脚大拇趾大于右脚大拇趾，表示该人身体处于紧张疲劳的状态中，提示该人有性功能减退及易患器质性疾病。

● **双脚不同脚趾的异常现象**，也是提示该人患各种癌症的先兆。

比如：左大踇趾趾腹坚硬，趾腹顶端像笔尖般，第2脚趾的跖趾关节不能屈曲的人，有可能患胃癌；右脚大踇趾趾腹尖端坚硬、第4脚趾趾根部有硬块，提示有可能患肝癌；大踇趾趾根部有硬块，脚根部及脚内侧弓中部有硬块，提示有可能患喉癌；第5脚趾趾根部有硬块时，提示可能患乳腺癌或子宫癌（脚根部有硬结）。

当然，如果脚部不同部位生有硬结，可以肯定相对应的脏腑器官不正常，但是否患有癌症决不能单凭在某一部位有无硬块或硬结来判断，应参照全身其他症状，否则，就太轻率了。然而，硬结的出现可以提醒人们早注意、早检查、早治疗。

◆**脚弓部望诊** 人体脚弓的变形，甚至骨骼构造发生变化，标志着平衡力点的改变。脚部不同部位支撑人体全身的重量也不同，导致脚底有些反射区受压，直接影响有关脏腑器官的生理功能。如：患扁平脚的人容易产生疲劳感，脊柱各椎体容易患骨质增生症，容易患胃肠道疾病、便秘等，容易患肩背软组织病变，肝脏、胆囊、心脏的生理功能将直接受到影响。

◆**脚皮肤望诊** 双脚皮肤的异常现象如：皲裂、趾间疣、小囊肿、角质化、鸡眼、脚癣、皮肤瘀血或发红等出现在反射区上，说明其相对应的脏腑器官有病理变化。双脚底的皮肤干瘪皱褶，提示该人的新陈代谢障碍、胃肠功能差、内分泌失调。

通过对双脚的望诊，可以获得对双脚的整体印象，从而提示我们其相对应的组织器官可能发生了病理变化。但是，人体脚底有些反射区上出现的异常变化，不见得都说明其相对应的组织器官有病理变化。比如：位于跖趾关节处（人体脚底前脚掌部位）出现的角化层，可能是跖骨头的变异而引起的组织增生，不一定有什么特殊的病理含义。我们在对双脚望诊时应予以鉴别，以提高对疾病的诊断率。

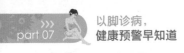

▶触脚诊病

触脚诊病就是按摩者用手指仔细按摩、挤压患者脚部反射区，以了解患者的身体状况并推断疾病的部位、性质和病情的轻重等。

触脚诊病一般分为有痛诊断和无痛诊断。

◆**有痛诊断**　在按摩过程中，如果在某反射区按压时，患者感觉异常疼痛或触摸到皮下结节，这说明相对应的脏器可能有病了。每个人对疼痛的敏感程度有差异，另外，每个反射区的敏感程度也不一样，所以要特别注意按摩挤压的力度要均匀，便于准确地发现异常反射区域。

皮下结节往往和异常疼痛是同时存在的。这些结节有圆形的、条索状的、小粒状的等。初学者因为手指的感觉还不够好，不一定能区别是否是小结，但触摸多了就会有所体会。

人体是一个整体，反射区与反射区之间的关联性很强。确诊了一个反射区有问题，与此有密切关系的反射区也可能会有异常的表现，如子宫有问题，卵巢也可能有问题。

◆**无痛诊断**　有些患者的脚，在按压时不觉疼痛，但有异样的感觉，这也是病理的反应，通过仔细的触摸也可做出无痛诊断。在作无痛诊断时，要注意下列几个方面：

① **骨骼**　观察骨骼的形状是否变形，如长期穿高跟鞋的女性，脚跟部骨骼变形，往往伴有盆腔病变。鼻反射区凹陷的人可能有过敏症，鼻反射区凸出者则易产生炎症。某些脏器摘除的患者，其相应反射区内有凹陷。

② **肌肉**　脚掌部肌肉过于松软，表示气虚阳衰；过于僵硬，表示气滞血瘀，功能障碍。

③ **温度**　脚掌冰冷，属于阳虚血凝、循环不畅；脚心发烫，属于阴虚火旺。

④ **湿度**　脚的湿度可反映内分泌腺和肾的功能，尤以脚趾之间更为明显。脚趾间干裂角化，多见于血虚早衰的中年人；脚趾间过于潮湿，多见于湿热偏盛、内分泌失调的患者。

⑤ **颜色**　在某反射区如发现有颜色变化或出现异常的蓝色或白色点状物，说明相对应的脏器可能有问题。大脑及额窦反射区呈紫暗色，提示脑血管有疾患，可能是中风的先兆。

⑥ **触感**　按摩脚部各反射区时，如触摸到皮下有异常结节，说明相对应的脏器可能有问题。例如：脊柱有损伤或病变时，在相对应的反射区内可能会摸到类似骨质增生的结节或条索状物；失眠患者，在其腹腔神经丛反射区也可触及米粒大小的硬结；子宫、卵巢有病患时，其相对应的反射区可能会有水流动的感觉。

触脚诊病有时会出现下列两种情况：第一，当按压脚部反射区时，几乎所有反射区都有疼痛反应，这不能认为这个人全身有病，只表明此人各系统的功能不是高水平的健康状态；第二，已经过临床各项检查确诊某一器官有病变，但挤压脚部相对应的反射区却无任何反应，这时最好对先前的诊断重新考虑，仔细复查。

常见病症在脚部反射区的手感

① **糖尿病** 糖尿病患者的双脚反射区均比较敏感，其胰腺、眼、心、上身淋巴结、下身淋巴结、甲状腺等反射区皮下可触到颗粒状小结节，在小腿内侧中部(小腿反射区的胰反射区)可触及一痛性结节(糖尿病结节)，结节的大小与血糖浓度有关，血糖浓度高，结节变大；血糖浓度低，结节变小。这可作为诊治糖尿病的重要体征。

② **前列腺疾病** 在患者的前列腺、肾、输尿管、膀胱等反射区可触及病理性小结节，并伴有压痛。脚部反射区按摩对前列腺炎和前列腺增生有良好的治疗效果。由于当前对此类疾病尚无特殊治疗方法，运用脚部按摩疗法便更具有实际意义。特别是脚部按摩疗法对前列腺疾病有辅助诊断意义。

③ **高血压病** 患者的头、颈、脑垂体、腹腔神经丛、肾上腺、输尿管、膀胱等反射区都有比较明显的压痛，皮下一般都能触到小结节，按摩血压点反射区，感觉是紧绷的，类似脉诊的弦脉。

④ **低血压** 按摩患者的血压点反射区有一种空虚的感觉。

⑤ **中风** 中风患者双脚不对称，患者脚变形、内翻，脚部肌肉弛缓或痉挛，气血运行不畅，可见瘀斑，皮肤粗糙、无华，按压头、颈、肾、上肢、下肢、坐骨神经等反射区均有压痛，并有空虚感觉或凹陷，患侧尤为明显，还可触及小结节或条索状物。

⑥ **月经异常** 月经异常包括月经过多、月经过少、痛经、闭经等。仔细观察患者的

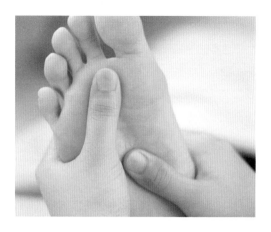

子宫、卵巢、输卵管等反射区可见青筋暴露、极浅瘀斑等；切按患者相关的反射区时常有压痛，有颗粒状小结节。

⑦ **更年期综合征** 患者脚部可见脱皮、小丘疹、瘀斑、脚掌红润。切按患者的子宫、生殖腺、甲状腺、甲状旁腺、肾、肾上腺等反射区均有不同程度的压痛，并有颗粒状小结节或条索状硬块等。

⑧ **颈(腰)椎骨质增生** 切按患者脚部颈椎(腰椎)反射区，皮下骨骼处可触到高低不平、类似骨质增生的结节，其他如头部、颈部、斜方肌及上半身淋巴结等反射区也可触到颗粒状小结节。同时，切按以上反射区均有压痛感，特别是颈项及腰椎反射区。

不同的病变、不同的反射区所出现的病理特征也有所不同，这要凭按摩者得当的手法，用手指按压患者的脚部反射区，以手感探测病理特征，了解病情，辨别病症。按摩手感不是高深莫测的，但也不是轻易能学会的，要真正熟练掌握和运用自如，需要用心体会、努力探讨和不断实践。

足部反射区按摩全知道

足底按摩前，应先做几个放松的动作，经过放松，使一日紧张的神经松弛下来，血脉畅通，气血得到调和，然后再按顺序开始进行按摩。

保健按摩的顺序是，先采用按摩放松手法放松，然后从足的膀胱—输尿管—肾—肾上腺反射区开始，男士先左脚后右脚，女士先右脚后左脚。足部反射区按摩完，可根据自身体质，选择涌泉、足三里、阳陵泉、三阴交、太冲等保健穴位按摩，或者再做几个传统保健功法即可。

放松手法

1.用拇指及其他手指，或用掌，轻而缓慢地在脚背摩擦、推拉、揉动。

2.用双掌夹住脚的左右两侧，均匀、规律地搓揉，调和血脉。

3.用两个手指左右搓揉十个脚趾肚及八风穴，可活气血。

4.一手托住脚跟，另一手握住脚背，轻轻做踝关节的旋转摇动，调整小关节，使精神松弛下来。

5.用拇指和其他四指分别放在脚心和脚背，往脚尖部捋。

左足底按摩

1.肾上腺、肾、腹腔神经丛、输尿管、膀胱反射区。

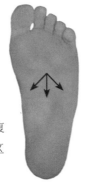

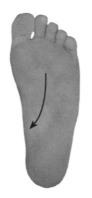

1-1 肾上腺、肾、腹腔神经丛反射区

1-2 输尿管、膀胱反射区

2.额窦、脑下垂体、鼻、三叉神经反射区。

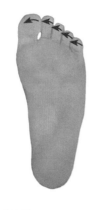

2-1 额窦反射区

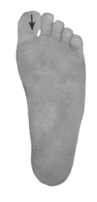

2-2 脑下垂体反射区

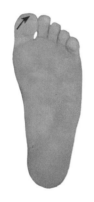

2-3 鼻反射区

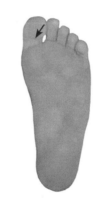

2-4 三叉神经反射区

3.甲状腺、甲状旁腺反射区，用捏法，向趾尖方向捏压。

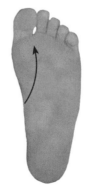

3 甲状腺、甲状旁腺反射区

4.眼、耳、斜方肌、肺反射区，按箭头方向按摩，用推法，自外向内推滑。

5.胃、十二指肠、胰腺反射区，自脚心部向外按压。

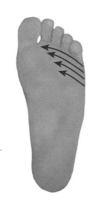
④ 眼、耳、斜方肌、肺反射区

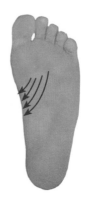
⑤ 胃、十二指肠、胰腺反射区

6.心反射区，向脚尖部轻微按压。

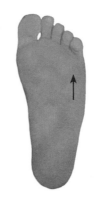
⑥ 心反射区

7.脾反射区，向脚跟方向按压，力量稍重。

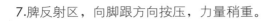

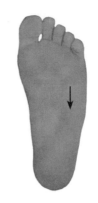
⑦ 脾反射区

8.横结肠、降结肠、直肠、小肠反射区，自脚心向脚跟方向按压。

9.降结肠、直肠、肛门反射区，顺箭头方向移动，成一直角，至肛门反射区。注意肛门反射区处加力按压。

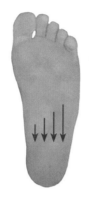

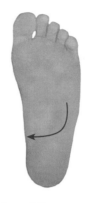

⑧ 横结肠、隆结肠、直肠、小肠反射区

⑨ 降结肠、直肠、肛门反射区

右足底按摩

1.肾、输尿管、膀胱反射区，腹腔神经丛、肾上腺反射区，与左脚相同。

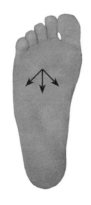

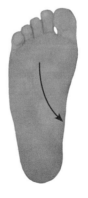

1-1 肾上腺、肾、腹腔神经丛反射区

1-2 输尿管、膀胱反射区

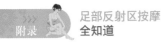
2.额窦、脑垂体、鼻、三叉神经反射区，与左脚相同。

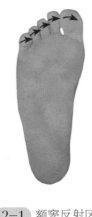

2-1 额窦反射区

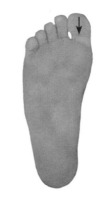

2-2 脑垂体反射区

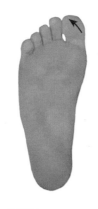

2-3 鼻反射区

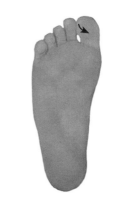

2-4 颞叶反射区

3.甲状旁腺、甲状腺反射区，与左脚相同。

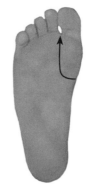

3 甲状腺、甲状旁腺反射区

4.耳、眼、颈、斜方肌、肺反射区，与左脚相同。

5.肝、胆反射区，向上按肝区，向下按胆区。

6.横结肠、升结肠、回盲瓣、盲肠、阑尾、小肠反射区，用拳，自上向下按压。

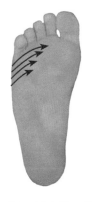 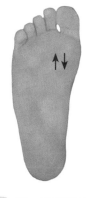 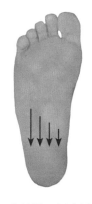

④ 耳、眼、斜方肌、肺反射区　⑤ 肝、胆反射区　⑥ 横结肠、升结肠、回盲瓣、盲肠、阑尾、小肠反射区

左足内侧按摩

1.胸椎、腰椎反射区，用拳或掌，自脚趾向脚跟方向按压滑动。

2.膀胱、阴道（阴茎）、尿道、子宫（前列腺）反射区，推掌，如箭头所示，自下向上。

（右足内侧按摩与左足的相同。）

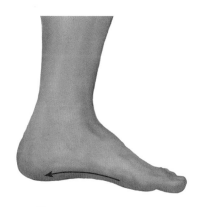 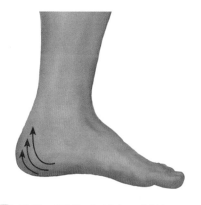

① 胸椎、腰椎反射区　② 膀胱、阴道（阴茎）、尿道、子宫（前列腺）反射区

左足外侧按摩

1.肩、肘、膝盖反射区，用推法，从脚趾处向脚跟方向推压。

2.睾丸（卵巢）反射区，自下向上按压。

（右足外侧按摩与左足的相同。）

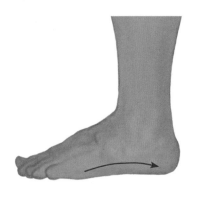

① 肩、肘、膝盖反射区

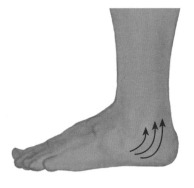

② 睾丸（卵巢）反射区

左足背按摩

1.上、下颌反射区，手指按箭头自外向内移动。

2.扁桃体反射区，用双指推法，自大脚趾处向脚背上方推压。

3.喉、气管反射区，按箭头向脚趾处推压。

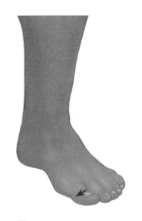

① 上、下颌反射区

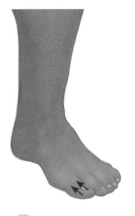

② 扁桃体反射区

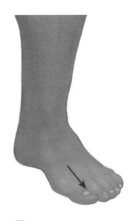

③ 喉、气管反射区

4.内耳迷路反射区，按箭头所示，向脚趾处推压。

5.胸反射区，用双拇指上推，按箭头所示，往脚背上方推压。

6.肋骨反射区，双手向上左右滑动，向脚面上推。

（右足背按摩与左脚的相同。）

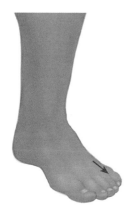

④ 内耳迷路反射区

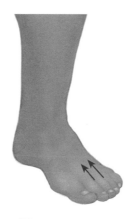

⑤ 胸反射区

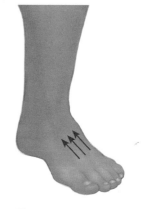

⑥ 肋骨反射区

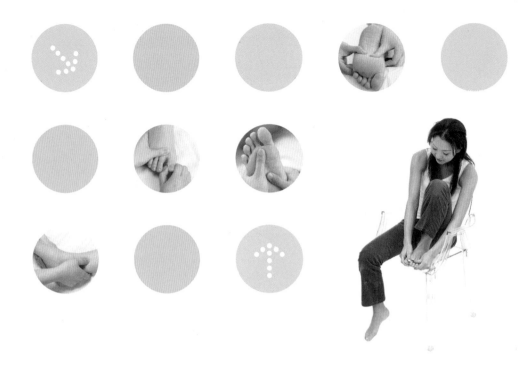

健康养生堂 轻松足疗百病消

摄影	晓 庄
图片提供	(C)IMAGEMORE CO.,Ltd
	上海富昱特图像技术有限公司
制作	北京阳光图书工作室